노화와
인지-의사소통

AGING AND
COGNITIVE-COMMUNICATION

이미숙

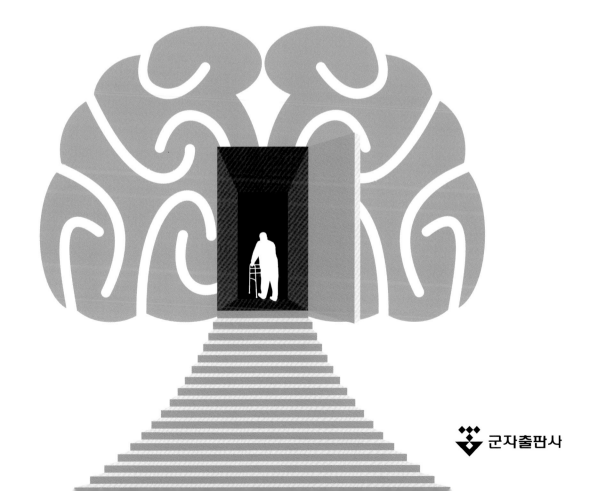

군자출판사

■ 저자

이미숙

고려대학교 불어불문학 학사
연세대학교 언어병리학 석사
연세대학교 언어병리학 박사
전) 우송대학교 언어치료 · 청각재활학부 초빙교수
　공주대학교 특수교육대학원 언어재활전공 객원교수
현) 한림국제대학원대학교 청각언어치료학과 교수

대표 저서
인지-의사소통장애: 정보 처리 접근(2020, 학지사)
신경언어장애 용어집(2020, 학지사)
인지-의사소통장애 간편검사(2021년 출간 예정, 인싸이트)

노화와
인지-의사소통

초 판 인 쇄 | 2021년 01월 11일
초 판 발 행 | 2021년 01월 29일

저　　　자　이미숙
발 행 인　장주연
출 판 기 획　한인수
책 임 편 집　이경은
표지디자인　양란희
편집디자인　주은미
일 러 스 트　유시연
발 행 처　군자출판사
　　　　　등록 제4-139호(1991.6.24)
　　　　　(10881) 파주출판단지 경기도 파주시 회동길 338(서패동 474-1)
　　　　　Tel. (031)943-1888　Fax. (031)955-9545
　　　　　홈페이지 | www.koonja.co.kr

ISBN　979-11-5955-644-9
정가　15,000원

노화와
인지-의사소통

AGING AND
COGNITIVE-COMMUNICATION

노화는 자연스러운 삶의 과정이자 생애의 주요 전환기이다. 고령화 시대를 맞아 전 사회적 차원에서 그 중요성이 부각되고 있으나, 궁극적인 지향점은 높은 삶의 질이 보장되는 노년일 것이다.

노년기에 높은 삶의 질을 유지하기 위해서는 다양한 요소들이 전제되어야 한다. 예를 들어, 신체적 및 심리적 건강, 일정 수준 이상의 재정적 기반, 사회적 지지와 지원 등은 기본적인 삶의 질을 유지하는 데 기여한다. 또 자아존중감이나 정체성, 자아실현, 사회적 성취감 등을 충족시키고자 하는 욕구도 노년기까지 지속된다. 은퇴 이후 새로운 직업으로 전환하거나 직장 생활의 연장을 희망하는 노인이 증가하는 것도 이와 동일한 맥락이다. 요컨대, 높은 삶의 질을 유지하는 데에는 기본적인 요구뿐 아니라 심리사회적 만족이 뒷받침되어야 한다. 인지-의사소통 능력은 이를 실현하기 위해 필수적으로 전제되어야 할 요소이다.

이 책은 고령화의 현황과 그에 따른 다양한 요구에서 출발하였다. 무엇보다 언어병리학에서 노화로 인한 인지-의사소통의 문제를 다루는 데 있어 이론적 및 임상적 기초 자료를 제공하고자 하였다. 또 재활 관련 분야, 심리학, 노인학, 사회복지학 등 유관 학문의 전문가가 참고할 만한 교재로도 활용할 수 있다. 노화로 인한 인지-의사소통의 변화에 직면하거나 대비하고자 하는 노인과 가족, 그리고 노인의 인지와 언어에 관심이 있는 일반인도 참고할 수 있다.

이 책은 총 7개의 장으로 구성되어 있다. 제1장에서는 노화를 이해하기 위한 기초적인 개념과 이론을 살펴본다. 이에는 고령화의 현황과 인구통계학적 기초, 노화의 정의와 신경학적 기초, 노화 연구를 위한 방법론, 노화와 인지-언어에 관한 다양한 이론이 포함된다. 제2장은 노화로 인한 인지 측면의 영향으로서, 주의력, 기억력, 고차원적 인지, 일상 기능의 변화, 영향 요인 등을 소개한다. 제3장은 노화에 따른 의사소통의 양상을 어휘-의미, 형태-구문, 음운-조음, 화용언어, 읽기 및 쓰기 영역으로 나누어 살펴보고, 인지와 의사소통 간의 상관성을 여러 선행 연구에 근거해 조명한다. 제4장에서는 주관적 호소, 경도인지장애, 치매, 기타 장애 등 노년기에 나타날 수 있는 인지-의사소통 관련 장애를 소개한다. 제5장은 노인의 인지-의사소통 양상을 평가하는 방법에 중점을 둔다. 이는 인지, 의사소통, 주관적 인지-의사소통, 기타 영역으로 나누어 상세히 제시된다. 제6장에서는 노인을 대상으로 한 인지-의사소통 중재의 접근법을 필요성, 방식 및 과제, 효과의 차원에서 검토한다. 마지막으로 제7장은 인지-의사소통의 관점에서 노년기 삶의 질의 문제를 짚어본다. 또 의사소통 관련 삶의 질을 개념과 영향 요인의 측면에서 추가적으로 논의한다.

이 책이 노인의 인지-의사소통 영역에서 언어병리학 및 유관 학문의 임상가와 전공자, 기타 일반인에게 두루 활용되기를 고대한다. 다만 저서로서의 부족함은 추후 지속적인 연구를 통해 보완해 나갈 것이므로 미리 독자들께 양해를 구한다. 이 책이 출간되기까지 수고해 주신 출판사 측에 깊은 감사의 말씀을 전한다.

2021년 01월
저자 **이미숙**

| Contents |

| Contents |

노화의 기초

Chapter 01

01 노화의 기초

1. 노화의 인구통계학적 기초
2. 노화의 정의와 신경학적 기초
3. 노화의 연구방법
4. 노화와 인지-언어 관련 이론
   1) 지적 구조의 변화
   2) 전두엽 가설
   3) 전반적 속도 저하 가설
   4) 감각 결함 가설
   5) 인지보존 능력

오늘날 고령화는 피할 수 없는 시대적 흐름이 되고 있다. 이는 사회적 차원뿐 아니라 각 개인의 삶에 큰 변화를 초래한다는 점에서 전 사회적인 화두이자 당면 과제이다. 따라서 고령화 시대에 적극적으로 대처하고 사회 구성원의 고양된 삶의 질(quality of life)을 모색하기 위한 다각적인 노력이 필요하다.

본 장에서는 고령화의 인구통계학적 현황을 살펴보고 노화의 개념과 정의, 신경학적 기초를 소개한다. 이를 바탕으로 노화 연구를 위한 방법론, 그리고 노화와 인지-언어의 상관성을 설명하는 이론을 다양한 관점에서 논의하고자 한다.

1. 노화의 인구통계학적 기초

국내의 노인 인구는 지난 2017년에 이미 전체의 14%를 초과함으로써 '고령화사회(aging society)'에서 '고령사회(aged society)'로 진입하였다. 이 같은 추세를 감안할 때 조만간 65세 이상의 노인이 전체 인구의 20%를 넘는 '초고령사회(post-aged society)'가 될 것으로 예상된다(통계청, 2017). 그림 1-1은 노인 인구를 기준으로 한 사회의 구분을 도식화한 것이다.

노인 인구의 증가와 이로 인한 사회 구조의 변화는 인구통계학적인 차원을 넘어서는 격변을 예고한다. 이를 고려할 때 사회 전 구성원들의 다각적인 이해와 대비가 필요하다. 특히 국내의 고령화 속도는 일본을 제치고 전 세계에서 가장 빠르게 진행되고 있다. 흔히 고령화의 속도는 고령사회에서 초고령사회로 진입하기까지 소요되는 시간에 근거해 산정한다. 초고령사회로 들어서는 데 소요

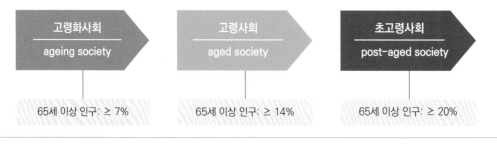

그림 1-1. 노인 인구에 따른 사회 구분

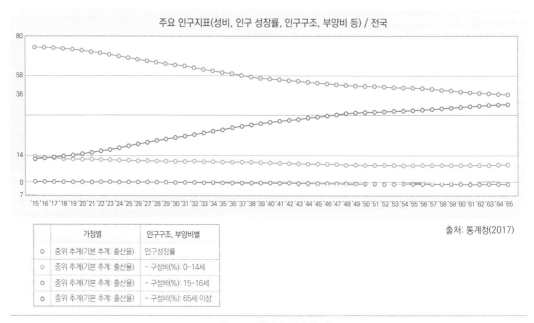

그림 1-2. 연령별 인구 추계

된 연수를 살펴보면, 일본 12년, 이탈리아 18년, 독일 37년, 스웨덴 42년 등이다. 반면 한국이 초고령사회가 되는 데 소요되는 시간은 약 9년으로 예측된다(통계청, 2017). 그림 1-2와 표 1-1은 국내의 고령화 현황과 속도를 비교한 결과이다.

그렇다면 '노인'의 명확한 정의는 무엇일까. 가장 보편적으로는 연령을 기준으로 정의하지만, 노인의 평균 수명이 날로 확대되는 추세를 감안하면 이 같은 기준이 변이적일 수 있다. 노년의 시작 시기를 명확히 규정하기 어려울 뿐 아니라 문화, 인종, 사회경제적 여건 등 다른 변수의 작용도 배제할 수 없기 때문이다. 실제로 전 세계 노인 연령의 범주는 매우 다양하다.

일반적으로 연령은 두 가지 범주로 구분된다(정옥분, 2011). 첫 번째는 연대기적인 시간에 근거하여 일정한 연령에 도달한 시점을 의미하는 '생활연령(chronological age)'이다. 두 번째는 물리적 및 사회적 환경에 대한 적응의 개념인 '기능적 연령(functional age)'이다. 이는 다음과 같이 세분화된다. 신체적 건강 및 활력의 수준에 근거하는 생물학적 연령(biological age), 심리적 성숙과 발달 단계를 고려한 정신적 차원의 심리적 연령(psychological age), 규범에 의해 정해진 주요 사회적 지위와 역할을 획득하고 상실하는 데 중점을 두는 사회적 연령(social age)이다(Papalia et al., 2007). 이 같은 분류를 감안하면 생물학적 연령이 높더라도 스스로 지각하는 심리적 연령은 훨씬 낮을 수 있다.

노인의 연령에 대한 법률적 기준도 적용 목적이나 문화적 차이, 국가별 제도 등에 따라 다양하다. 국내에서는 노인복지법 등에 근거해 노인으로서 누릴 수 있는 각종 혜택에 대한 적용 연령을 만 65세 이상으로 간주하는데, 이는 국제연합(UN)이 규정한 노인의 기준과도 일치한다. 그러나

표 1-1 국가별 고령화 속도

국가명	도달 연도			증가 소요연수	
	7%	14%	20%	7% → 14%	14% → 20%
한국	2000	2017	2026	7	9
일본	1970	1994	2006	24	12
프랑스	1864	1979	2018	15	39
이탈리아	1927	1988	2006	61	18
미국	1942	2015	2036	73	21
독일	1932	1972	2009	40	37
스웨덴	1887	1872	2014	85	42

출처: 통계청(2017)

경제정책 방향이나 연금 수령 시기, 기타 복지정책 등에 따라 연령의 기준도 유동적일 수 있다. 60세 이후에도 노인의 고용을 책임지도록 하는 일본의 '계속고용제도', 덴마크나 노르웨이 등 북유럽 국가의 연금 수령 연령 등이 대표적인 예이다. 한국보건사회연구원(2016)의 실태 조사에서는 응답자의 78.3%가 '70세 이상'을 노인으로 간주한 바 있다. 앞으로도 적정한 노인의 연령은 고령화 추이와 사회적 인식의 변화에 따라 지속적으로 변화할 전망이다.

인구통계학적 관점에서 볼 때 고령화는 전 사회적으로 광범위한 변화를 초래한다. 여기에는 공식적 또는 비공식적 보살핌, 보건의료 여건, 다양한 경제적 부담 등이 포함된다. 건강보험 통계연보(건강보험심사평가원, 2017)에 따르면, 국내 요양기관의 수는 2009년 이후 지속적으로 증가하였고, 진료 항목 중에는 치매의 비중이 1조 7천억 원으로 가장 높았다. 노인 인구가 증가할수록 생산가능 인구와 유소년 인구가 줄어들기 때문에 노년부양비와 노령화지수 등의 경제적 지표가 상대적으로 상승한다. 예를 들어, 2016년 15~64세의 생산가능 인구 100명이 부담해야 하는 65세 이상 노인 인구수인 '노년부양비'는 약 18.2명으로, 생산가능 인구 5.5명이 노인 1명에 대한 경제적 책임을 져야 한다(중앙치매센터, 2017). 또 0~14세의 유소년 인구 100명에 대한 65세 이상 노인인구수를 의미하는 '노령화지수'는 무려 97.1명에 이른다. 이 같은 지표는 국내의 고령화 속도를 감안할 때 향후 보다 가파르게 상승할 것으로 예상된다.

2. 노화의 정의와 신경학적 기초

노화(aging)의 사전적 정의는 학문에 따라 다양하다(국립국어원, 2014). 생물학적으로는 질병이나 사고가 아닌 시간의 흐름에 따라 생체 구조와 기능이 쇠퇴하는 현상으로 정의된다. 노화를 시간의 경과에 따라 화합물의 물리적 및 화학적 성질이 변화하는 현상으로 간주하는 화학적 정의도 있다. 의학적 관점에서의 노화는 인간의 노년기에 나타나는 노인성 변화로, 소모 색소의 세포 침착, 소지방구의 축적, 세포의 용적 감소, 핵의 위축 등이 발생하는 현상을 의미한다.

변화의 초점을 어디에 두느냐에 따라서도 노화의 개념이 달라진다(Dillin, Gottschling, & Nyström, 2014). 예컨대, 경험적 행동, 감각, 지각 등의 기능과 함께 자아에 대한 인식이나 심리적 차원의 변화에 주목하는 심리학적 노화가 있다. 또 사회학적 노화는 생애 과정에서 일어나는 한 개인의 지위와 역할의 변화, 생활주기에 걸친 연령 규범, 사회적 지위, 역할의 변화를 강조하는 개념이다.

노화와 관련된 이론은 크게 세 가지 유형으로 나뉜다(Lewis & Bottomley, 2007). 첫째, 유전적-발달학적 이론에서는 진화, 스트레스, 신경분비, 내부변이발생, 면역, 유해산소와 같은 요인이 노화에 관여한다고 전제한다. 둘째, 확률론적 이론은 노화 과정에서 시행착오, DNA의 과다, 체세포 돌연변이, 교차연결 등이 발생한다는 견해이다. 셋째, 노화에 관한 새로운 이론들로, 수면, 호르몬 불균형, 성장인자 노출, 말단소립(telomeres), 세포배양 노화, 게놈(genome) 프로젝트, 베르너 증후군(Werner's syndrome) 등이 노화의 영향 요소로 간주된다.

이렇듯 노화에 대한 정의와 이론이 다양한 것은, 노화로 인해 이전과는 다른 다차원적인 변화가 발생할 뿐 아니라 중점을 두는 영역에 따라 관점이 상이하기 때문이다.

노화로 인한 인지 및 의사소통의 문제를 다루기 위해서는 노화의 개념과 함께 노년기에 나타나는 신경학적 변화를 이해할 필요가 있다. 노화의 과정을 거치면서 인간의 뇌는 서서히 변화한다. 구조적인 차원에서는 뇌의 무게와 용량이 줄어든다. 이는 뉴런의 크기가 작아지거나 수축하고, 다른 세포와의 연결성이 떨어져 시냅스(synapse)의 밀도가 감소하는 데 기인한다. 나이가 들수록 대뇌의 혈류량이 감소하면서 산소가 부족해지는데, 이로 인해 세포 수가 줄어들거나 변화한다. 정상적인 노화 과정에서 뇌의 무게는 10~15%까지 감소하며, 전두엽과 측두엽의 용량은 연 평균 0.5~1%씩 축소된다(Bromley, 1988; Fjell & Walhovd, 2010). 전전두피질(prefrontal cortex)을 포함한 선두엽 및 두정엽의 회백질(gray matter)은 점차 용량이 감소되어 가장 급격한 뇌 위축(brain atrophy)을 일으킨다(Raz et al., 2005; Resnick et al., 2003). 뇌의 구조적 변화는 정상적인 노화 과정의 일부이지만 개인차가 크기 때문에, 변화가 나타나는 시기나 양상, 병리적 질환으로의 진행 등은 상이할 수 있다. 그림 1-3에서 청년층과 노년층의 뇌혈관을 비교하였다.

노화 과정에서 나타나는 뇌의 구조적 변화는 기능적으로도 다양한 변화를 수반한다. 그 중에서도 전전두엽과 측두엽의 기능이 크게 달라지는데(Hedden, 2007), 특히 전전두엽은 노화로 인한 다차원적 기능의 저하에 핵심적인 역할을 한다(그림 1-4). 또 전전두엽과 전두엽 내 백질(white matter)의 용량 및 효율성이 감소하면서 인지 기능이 복합적으로 변화한다(Pfefferbaum, Adal-steinsson, & Sullivan, 2005). 노인의 경우 기억력을 관장하는 뇌 영역이 덜 편재화(lateralization)된다는 보고도 있다(Cabeza, 2002). 즉 노인은 기억력을 처리하는 뇌의 기능이 한쪽 반구로 치우치지 않는다. 청년층이 하나의 반구만 활용해 기억력 과제를 처리하는 반면, 노인은 양 반구를 모두 활용함으로써 신경인지적 결함을 보완한다. 노화에 따라 뇌 영역별로 나타나는 기능적 변화를 표 1-2에 요약하였다.

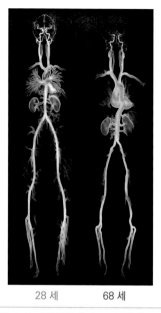

28 세   68 세

그림 1-3. 청년층(좌)과 노년층(우)의 뇌혈관

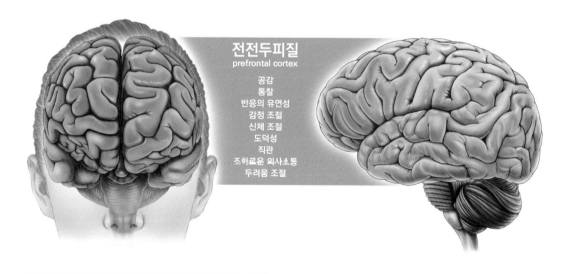

그림 1-4. 전전두피질의 기능

표 1-2 노화로 인한 뇌 기능의 변화

뇌 영역	기능적 변화
전전두엽	집행기능 저하
전두엽	제한된 공간 작업기억 시각적 정보 처리의 효율성 저하
전전두엽/전두엽, 두정엽	제한된 시공간 처리 제한된 작업기억 용량으로 인한 언어 능력 저하
전전두엽/전두엽	복합적 인지 능력 저하
측두엽	제한된 기억력 및 학습 능력 일화기억 저하

3. 노화의 연구방법

보편적인 연구와 마찬가지로 노화 연구에 대한 접근법과 방법론은 매우 다양하다. 정보 처리 접근과 같은 기계론적 관점은 인간의 신체를 각 구성 요소별로 나누어 기능을 탐구한다. 뇌 영역을 세분화한 후 단계별로 인지 처리 과정을 살펴보는 정보 처리 접근은 노화로 인한 인지-언어적 변화를 설명하는 데 흔히 활용된다.

메타이론적(metatheory) 관점은 환경에 대한 인간의 반응 행동에 중점을 두는 접근법이다. 이는 단순히 외부 자극에 수동적으로 반응하는 차원을 넘어 적극적으로 영향력을 행사하는 행동의 역동성을 강조한다(Christopher, 2013). 또 인간의 발달이 유동적이며 개인에 따라 다르다고 전제한다.

생태학적 접근은 인간의 신체적·인지적·사회적 기능이 환경과의 상호작용을 통해 적응적으로 반응한다고 간주한다. 환경적 요구와 개인의 능력이 부합하는 정도에 따라 적응 또는 부적응 행동이 발생한다는 것이다. 예를 들어, 높은 기능을 유지하는 노인은 환경과의 상호작용이 활발하므로 자원 활용 능력이 뛰어나다고 전제한다.

보상적 접근은 노화에 대한 포괄적인 관점으로, 기능의 감퇴가 아니라 성장 잠재력과 심리적 적응에 초점을 맞춘다. 이를 위한 요소에는 실행 가능성에 대한 선택, 자원의 개선을 위한 최적화, 대체 자원을 모색하는 보상 등이 포함된다. 따라서 보상적 접근은 노화에 대한 생산적 관점과 삶의 질을 고려한 방식이다.

노화 연구를 설계하는 방법으로는 횡단적 및 종단적 설계, 시간지연 설계, 계열적 설계, 실험 및 사례 연구, 상관 연구 등이 있다. 횡단적 설계는 서로 다른 연령 집단을 동일한 시기에 비교하는 반면, 종단적 설계는 동일한 개인을 장기간에 걸쳐 연구한다. 다른 시간대의 동년배 집단을 비교하면 시간지연 설계에 해당하며, 횡단적·종단적·시간지연 설계를 결합할 경우 계열적 설계로 간주한다. 즉 횡단적 설계를 둘 이상의 다른 시간대에 수행하면 계열적 설계가 된다. 이밖에 종속변인과 독립변인의 변화로 인한 결과에 주목하는 실험 연구, 개별적 사례에 대해 심층적으로 조사하는 사례 연구, 변인 간의 상관성을 분석하는 상관 연구 등이 활용된다.

노화에 대한 근거 자료를 수집하는 방법에는 자기보고, 사례면담, 행동 평가, 관찰 등이 있다. 예컨대, 노인의 인지-언어 능력을 파악하기 위해 10년 전과 비교한 변화를 스스로 평정하도록 하거나 직접적인 면담을 시행한다. 이는 각각 자기보고와 사례면담 방식에 해당한다. 신경심리 및 언어 평가를 통해 노인의 수행력을 직접 측정하기도 하고, 실험실이나 실생활에서 노인의 행동을 관찰할 수도 있다.

4. 노화와 인지-언어 관련 이론

노화가 인지-언어 능력에 미치는 영향은 다양한 관점에서 살펴볼 수 있다. 이는 노화에 대한 개념이나 원인, 노화의 기제, 노화로 인한 변화의 과정 등을 포함한다. 여기서는 노화와 인지-언어 간의 상관성을 뒷받침할 다섯 가지 가설로서 지적 구조의 변화, 전두엽 가설, 전반적 속도 저하 가설, 감각 결함 가설, 인지보존 능력(cognitive reserve)을 소개한다.

1) 지적 구조의 변화

인간의 지적 구조는 전 생애에 걸쳐 변화한다. Piaget와 Inhelder(1969)는 인간의 인지 발달을 크게 네 단계로 분류한 후 단계에 따라 점진적으로 변화한다고 간주하였다. 즉 인간의 지적 구조는 생후 2세까지의 감각운동기, 6세까지의 전조작기, 12세까지의 구체적 조작기를 거쳐 마지막 단계인 형식적 조작기에 이른다. 인간의 지적 능력이 최상의 단계에 이르는 형식적 조작기에는 연역적 추론이 가능하고 당면한 문제에 체계적으로 접근할 수 있다. 또 모든 가능한 조합이나 조작을 시험할 수 있고, 대상물과 사안에 대한 추상적 사고가 이루어진다. 그러나 이 같은 과정에서 두 가지 의문점이 제기된다. 모든 인간이 형식적 조작기에 도달할 수 있는지, 그리고 형식적 조작기를 넘어서는 보다 고차원적인 단계에는 이를 수 없는지에 관한 의문이다. 실제로 형식적 조작기에 도달하는 성인은 구체적 조작기에 도달한 수의 50%에 불과하다(Bee, 2000). 이 같은 한계를 보완한 대안으로서 인지 발달의 제5단계인 '후형식적 사고(postformal thought)'의 개념이 제시되었다(Labouvie-Vief & Diehl, 1999). 후형식적 사고는 다음의 두 가지를 전제한다. 첫째, 문제를 해결하기 위해서는 반성적 사고가 필요하며, 해결 방법은 상황에 따라 달라질 수 있다. 둘째, 진리의 탐구는 지속적으로 진행되는 과정이다. 즉 체계적이고 논리적인 형식적 조작기와 달리 논리와 감정 사이의 균형 감각에 초점을 맞춘다. 따라서 현실적 요인, 정서, 주관적 요인이 인간의 사고에 영향을 미친다(Fischer & Bidell, 2006).

지적 구조의 역동성에 근거한 후형식적 사고의 개념은 성인기 이후 인간의 인지 발달을 설명하는 데 자주 활용되었다. Perry(1999)에 따르면, 인간의 사고가 이중적 사고에서 상대적 사고로 변화하기 때문에 문제해결 방안은 맥락적이며 매우 다양할 수 있다. 이는 인간의 적응적 인지 능력을 강조한 개념이다. Schaie와 Willis(2000)는 성인이 되면 인지-언어적 지식의 획득이 아닌 '활용'에 중점을 두어야 한다고 강조하였다. 이에 대한 근거로서 성인기 초기의 성취 단계, 중기의 실행 및 책임 단계, 후기의 재통합 단계를 제시하였다. 나이가 들수록 관심과 태도, 가치를 재검토하고 재통합함으로써 인지적 에너지를 사용하는 데 신중해진다는 것이다.

이처럼 인간의 지적 구조가 역동적으로 변화한다는 논리는, 나이가 들수록 실제적이고 구체적인 상황에 초점을 맞추는 실용적 사고로 전환됨을 반영한다(Labouvie-Vief, 2006). 이는 인간의 지적 능력이 실생활의 문제를 해결하는 도구로서 발전하기 때문에 인지적 퇴행이 아니라 구조적 진보의 과정을 거친다는 의미이다.

그렇다면 노년에 이르기까지 이 같은 진보가 지속될 수 있을까? 실제로는 노화의 영향으로 인간의 인지-언어 능력이 점진적으로 저하된다는 보고가 많다(이미숙, 김향희, 2012; Miller et al., 2013; Schaie, 2005). 그러나 인지-언어적 변화의 양상과 속도에 영향을 미치는 변인이나 개인차에 주목하기도 한다. 예를 들어, 55세에서 74세까지의 노인 122명을 대상으로 2년에 걸쳐 인지-언어 능력의 변화를 살펴본 연구에서 연령, 교육연수, 언어 경험, 디지털 문해 능력, 사회 활동 등에 따라 수행력이 다르게 나타났다(이미숙, 2015a). 교육의 기간과 질적 측면, 성장기의 사회경제적 지위, 다양한 인지자극 활동 등도 지적 구조의 역동성에 영향을 미친다. 이 같은 개념을 인지보존 능력의 관점에서 설명하기도 한다(이미숙, 2015b). 즉 인간의 지적 변화에 대한 대응에는 교육수준, 직업 활동, 인지적 자극의 활성화, 다중 언어의 사용 등 인지보존 능력이 변수로 작용한다.

지적 구조가 변화하는 양상과 속도도 다양한 요인의 영향을 받는다. 흔히 지능은 선천적으로 타고나는 유동성 지능(fluid intelligence)과 교육, 경험, 문화 등에서 축적한 지식이나 기술에 좌우되는 결정성 지능(crystallized intelligence)으로 나뉜다. 새로운 상황에 효율적으로 적응하는 데 활용되는 유동성 지능은 연령에 따라 점차 저하된다. 반면 언어나 사전지식을 기반으로 친숙한 과제를 수행하는 데 관여하는 결정성 지능은 노화의 영향을 비교적 적게 받는다(Salthouse, 2009; Verhaeghen, 2011).

지적 구조의 변화는 대체로 완만한 하향 곡선을 띠지만 영향 요인이나 개인의 능력에 따라 차이가 있다. 사망하기 직전 몇 개월 내에 지적 능력이 급격히 저하되는 시기는 '최종 급강하'에 해당한다(Riegel & Riegel, 1972). 이는 노년기에 보편적으로 나타나는 완만한 저하와 구별되나 학자마다 견해 차이가 크다. 예컨대, 비교적 넓은 범위의 연령에서 최종 급강하가 발생한다는 주장도 있다(Small et al., 2003). 반면 지적 능력의 완만한 저하와 최종 급강하가 상호 배타적인 개념이 아니라 한 개인의 발달 곡선에서 통합적으로 간주되어야 한다는 견해도 있다(MacDonald, Hultsch, & Dixon, 2011).

2) 전두엽 가설

'인지적 노화의 전두엽 가설'이라고도 불리는 전두엽 가설은 전두엽의 기능 저하가 노인의 인지-언어 능력을 변화시키는 핵심 요인이라고 간주한다(Alvarez & Emory, 2006). 전두엽이 노화의 영향에 매우 취약한 영역인데다 작업기억(working memory), 집행기능 등 다영역적이고 복합적인 처리 과정에 광범위하게 관여하기 때문이다. 작업기억과 집행기능은 전전두피질과 흑질선상체(nigrostriatal)의 도파민 신경전달 체계가 관장하는데, 이 영역들은 노화의 영향을 쉽게 받는다(Raz et al., 2005). 즉 전두선상체 회로는 기능적으로 상호 연결되어 있기 때문에 노화로 인해 도

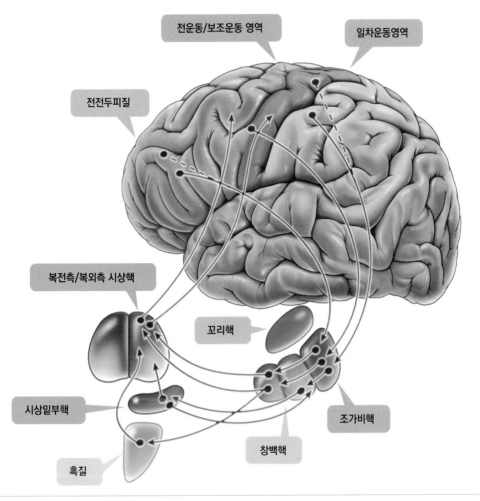

전운동/보조운동 영역

일차운동영역

전전두피질

복전측/복외측 시상핵

꼬리핵

시상밑부핵

조가비핵

창백핵

흑질

그림 1-5. **전두엽 가설의 신경학적 기제: 전두선상체 회로**

파민 체계가 원활히 작용하지 않으면 전두엽의 기능이 떨어지게 된다. 그림 1-5는 전두엽 가설의 주요 기제인 전두선상체 회로를 나타낸다.

나이가 들면서 뇌의 크기가 비대칭적으로 축소되는 현상도 전전두피질에서 보다 활발히 일어난다(Grady, McIntosh, & Craik, 2005). 이러한 비대칭적 축소는 노인의 구어 작업기억, 어간 회상, 단어 재인 능력을 저하시킨다(이미숙, 김수련, 2020; Madden et al., 2002).

이처럼 노화에 가장 취약한 뇌 영역인 전두엽이 제 기능을 발휘하지 못함으로써 '전두엽의 노화가 발생하면 필연적으로 과제의 전환, 자원의 할당 및 통제, 처리의 속도 및 효율성, 억제 등에서 전반적인 결함이 나타난다. 이를 관장하는 작업기억 기제에는 시각 및 청각 정보를 저장하는 시공간 잡기장(visuospatial sketchpad)과 음운 고리(phonological loop), 중앙 집행기(central executive processor), 장기기억과 관련된 임시 완충기(episodic buffer)가 포함된다(Baddeley, 2000). 작업기억의 다영역적 체계는 용량이 제한적이어서 정보를 임시로 저장하거나 처리 과제들 간에 주의력을 분산시키는 데 한계가 따른다. 전두엽의 노화는 이러한 용량을 감소시키는 데 매우 부정적으로 작용한다(Goral et al., 2011).

전두엽의 노화는 다영역적 체계의 각기 다른 요소에 영향을 미친다. 특히 주의력의 결함은 의사소통 기능을 약화시키는 요인 중 하나이다. 나이가 들수록 억제성 기제가 약화되면서 주의 산만이 두드러지는데, 이로 인해 무관한 정보를 삭제하거나 방해 요인을 억제하기가 어려워진다. 따라서 일상에서의 원활한 의사소통이 매우 제한된다.

전두엽의 노화로 인해 가장 크게 변화하는 영역은 집행기능이다. 집행기능은 업데이트, 전환, 억제 요소로 구성되는데, 전두엽의 기능이 떨어지면서 이들의 속도와 효율성이 저하된다(이미숙, 김수련, 2020). 예를 들어, 노인은 인지-언어적 처리 과정에서 억제 기능을 제대로 발휘할 수 없기 때문에 상관없는 정보가 유입되는 것을 막거나 저장된 정보를 작업기억에서 삭제하지 못한다. 지나치게 우세한 반응을 차단하는 데에도 한계를 보인다. 노화로 인해 억제성 기제가 원활히 작동하지 않으면 주의가 산만해질 뿐 아니라 한 과제에서 다른 과제로 빠르게 전환하기가 어렵고, 이미 학습된 고정관념이나 경험적 지식 등에 지나치게 의존한다. 나이가 들수록 정보를 유지하거나 규칙의 변화를 따르는 능력인 업데이트 기능, 대안적 규칙을 실행하는 능력인 전환 기능도 떨어져 효율적인 처리를 방해한다.

전두엽의 노화가 노인의 인지-언어 능력을 저하시킨다는 견해는 대체로 일치하나, 전두엽의 손상이 지적 구조의 변화를 설명하는 핵심 요인이라는 데에는 이견이 존재한다. 신경학적 및 생물학적 요인만으로 노인의 인지-언어적 변화를 모두 설명하기 어려우며, 신경학석 퇴행에 저항하는 뇌가소성(plasticity), 사회적 보상 과정, 개인적 경험에 따른 적응 등 다른 요인의 영향도 고려해야 한다는 것이다. 또 전두엽 내에서도 노화의 영향을 받는 영역과 그렇지 않은 영역이 공존하며, 전두엽의 기능을 측정하는 방식에 따라 결과가 다를 수 있다는 지적도 있다(Macpherson, Phillips, & Della Sala, 2002; Rabbitt et al., 2001).

3) 전반적 속도 저하 가설

보편적으로 노인은 인지-언어를 처리하는 속도가 느리다(이미숙, 2016; Edwards et al., 2005). 이는 제한된 시간이나 동시성(simultaneity) 기제를 통해 설명된다. 제한된 시간 기제에 따르면, 인지 처리 속도가 저하될 경우 초기 단계를 해결하는 데 많은 시간을 소모하게 되어 다음 단계를 처리할 시간이 부족해지기 때문에 궁극적으로 인지-언어 수행력이 낮아진다. 이와 달리, 처리 속도가 느려지면 이전에 처리된 정보를 이후의 단계에 사용하고자 할 때 이미 상실했거나 무관해져 인지-언어 기능을 제대로 발휘할 수 없다는 개념이 동시성 기제이다.

노화가 처리 속도에 영향을 준다고 가정하는 전반적 속도 저하 가설은 신경학적 기제에 근거한다. 나이가 들수록 백질의 퇴행이 일어나고, 이로 인해 신경회로의 연계가 느슨해지면서 신경 전달이 활성화되지 못한다. 실제로 확산텐서영상(diffusion tensor imaging: DTI)으로 측정된 백질의 통합 정도가 노인의 반응 속도와 크게 연관된다는 보고가 있다(Dennis & Cabeza, 2008). 시간의 경과에 따른 처리 속도의 변화는 유동성 지능의 변화와도 상관성이 높다(Zimprich & Martin, 2002).

노화로 인해 처리 속도가 저하된다는 견해가 보편적일지라도, 속도의 변화가 인지-언어에 미치는 영향력에 대해서는 이견이 많다. 과제의 복잡성, 보상 전략과 같은 다른 변인을 배제할 수 없기 때문이다. 특히 노년기에 나타나는 신경학적 보상 작용은 인지-언어적 변화가 하나의 가설로만 설명되기 어렵다는 점을 반영한다.

처리 속도 가설의 변수로 작용하는 신경학적 보상은 크게 두 가지 관점에서 논의된다. 첫째, 노인은 전전두엽의 활성화를 통해 처리 속도의 저하를 보상한다. 예를 들어, 전전두엽과 인지-언어적 처리 속도는 연령별로 다르게 나타난다. 청년층의 전전두엽이 활성화되면 반응시간이 늘어나는 데 반해, 노년층은 전전두엽이 활성화될수록 반응시간이 줄어든다(Dennis & Cabeza, 2008). 둘째, 노인은 전두엽의 기능에 있어 반구 간의 편재화가 두드러지지 않는다(Cabeza, 2002). 청년층이 하나의 반구만 활용해 과제를 수행하는 것과 달리, 노인은 양 반구를 모두 활용하여 신경인지적 결함을 보완한다.

4) 감각 결함 가설

나이가 들수록 감각 처리에 결함이 발생하는데, 이로 인해 노인의 인지 및 언어 기능이 저하된다(Lindenberger & Baltes, 1994). 감각 처리의 결함으로 인해 감각적 정보의 입력이 제한될 뿐 아니라 입력된 정보의 질이 떨어진다. 실제로 청력이나 시력과 같은 감각 능력이 노인의 신경학적 퇴행을 반영한다는 근거가 많다(Clay et al., 2009; Dulay & Murphy, 2002; Stankov, 2005).

노인의 감각적 결함과 인지-언어 능력 간의 상관성은 다음의 세 가지 가설에 근거한다(Dennis & Cabeza, 2008). 첫째, 노화로 인한 신경학적 퇴행이 감각과 인지-언어 기능의 결함에 광범위하게 관여한다는 가설이다. 둘째, 감각과 인지-언어의 처리가 순차적으로 작용한다는 가설이다. 노인일수록 감각 기관이 퇴행하여 감각적 결함이 발생하며, 궁극적으로 인지-언어 기능이 저하된다. 셋째, 노화에 따른 보상적 처리 과정을 강조하는 가설이다. 노화로 인해 감각피질의 기능이 떨어지면 상행감각 처리에 결함이 생기는데, 이를 보상하기 위해 하행감각 처리 과정에 지나치게 의존하게 된다. 즉 노인일수록 하행감각 처리를 관장하는 전전두피질의 보상 활동이 활발해진다(Cabeza et al., 2004; Grady et al., 2002).

노인의 감각 결함이 여러 가지 근거를 통해 입증된 바 있으나, 노화로 인한 인지-언어적 변화를 전적으로 설명하기에는 한계가 있다. 감각적 정확도와 인지 기능 간에 상관성은 있으나 유의미한 수준이 아니며, 이러한 영향이 특정 인지-언어 과제에 국한된다는 보고도 있다(Lindenberger & Ghisletta, 2009; Lövdén & Wahlin, 2005). 따라서 노년기의 감각적 변화는 인지-언어 결함을 설명하는 데 유용한 지수이기는 하나 제한적인 수준에 불과하며, 이 가설만으로 설명되지 않는 '일반적 노화 효과'에 대해서도 고려해야 한다.

5) 인지보존 능력

인지보존 능력(cognitive reserve)이란 보완적인 뇌 연결망을 통해 인지적 수행력을 최적화 또는 극대화시키는 능력이다(Stern, 2002). 즉 노화나 신경학적 손상으로 인해 인지적 변화가 발생하더라도 이에 효율적으로 대처할 수 있는 뇌 기능을 의미한다. 예컨대, 신경학적 질환이 있는 노인의 경우 인지보존 능력으로 인해 임상적 징후나 증상이 드러나지 않을 수 있다(Mortimer, Snowdon,

& Markesbery, 2003).

인지보존 능력에는 크게 경험적 변인과 신경학적 변인이 있다. 경험적 변인은 교육수준, 직업, 인지적 자극 활동 등인데, 이는 뇌손상의 영향을 감소시키고 보완적 기능을 활성화하는 역할을 한다(Stern, 2006; Stern, 2009). 반면 보편적인 '뇌 보존(brain reserve)'의 개념에 해당하는 신경학적 변인은 뇌의 크기 또는 뉴런의 수와 병리학적 양상 간의 상관성을 강조한다(Stern, 2009). 경험적 변인은 신경학적 변인에 비해 보다 능동적인 범주의 보존에 중점을 두며, 인지보존 능력을 설명하는 변수로서 흔히 활용된다. 이는 일상생활과 관련된 요소로서 예방적인 중재를 통해 일정 수준까지 변화할 수 있기 때문이다(Tucker & Stern, 2011).

이와 유사하게 Anstey와 Low(2004)는 결정성 지능과 유동성 지능을 노화의 변인으로 꼽았다. 문화적 경험, 교육수준, 직업, 문화 및 지적 활동의 빈도 등을 통해 평생에 걸쳐 향상되는 결정성 지능은 노화의 영향을 비교적 덜 받는다. 심지어 치매의 초기 단계나 뇌손상 이후에도 보존될 수 있으며, 25세를 기점으로 70대에 이르기까지 유사한 수준으로 유지된다. 반면 생물학적 요인, 질병, 상해, 유전 등의 유동성 지능은 신경학적 성장과 함께 20대 중반경 정점에 도달한 후 점차 저하되다 60대부터 급격히 퇴행한다. 그림 1-6은 결정성 및 유동성 지능이 연령에 따라 변화하는 추이를 나타낸 그래프이다.

인지보존 능력의 경험적 변인 중 교육수준은 교육적 기회, 성장기의 경험, 교육의 질 등을 포괄

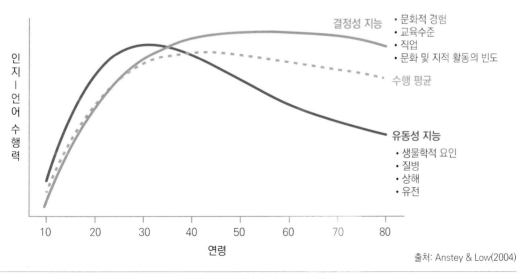

출처: Anstey & Low(2004)

그림 1-6. 결정성 및 유동성 지능

하며, 노인의 인지-언어 능력에 광범위한 영향을 미친다. 양자 간의 상관성을 살펴본 연구에서 교육수준은 노인의 주의력, 시지각력, 기억력, 언어 능력 등과 유의미한 상관성이 있었고, 특히 언어 능력에 미치는 영향이 큰 것으로 나타났다(이미숙, 2015b).

언어의 사용이나 관련 활동에 집중적으로 노출될수록 인지 기능과 뇌 구조가 변화하는데, 교육은 이를 촉진하는 핵심 요소이다. 예를 들어, 2개 이상의 언어를 사용하는 노인은 연령이 증가해도 인지-언어 능력이 비교적 유지된다(이미숙, 2015a; Bialystok & Poarch, 2014; Jafari et al., 2015). 이를 뒷받침하는 근거 중 하나는, 다중 언어의 사용이 뇌의 신경학적 변화를 직접적으로 방해한다는 것이다. 다양하고 지속적으로 언어를 처리하는 경험은 개개의 인지적 연결망이 다수의 연결망에 영향을 미치도록 촉진하며, 이로 인해 인지-언어 능력을 전반적으로 향상시킨다. 연결망을 통한 뇌의 보완적 기능은 노화나 신경학적 질환으로부터 인지-언어 능력을 보존하는 역할도 한다(Bialystok & Poarch, 2014; Kavé et al., 2008).

직업은 지적 자극의 근원으로서 환경적 복잡성과 인지보존 능력을 설명하는 주요 변인 중 하나이다(Correa, Lopes, & Lourenço, 2013). 직업이 노인의 인지-언어 능력에 미치는 영향을 살펴보려면 동기부여, 상호작용 정도, 복잡성, 고용의 지속성, 고용 상태 및 기간 등을 고려해야 한다. 일반적으로 인적 상호작용과 지적 요구가 높은 직업은 노년기의 치매 발병률과 반비례하는 경향이 있다(Forstmeier & Maercker, 2009; Karp et al., 2009). 실제로 직업은 기능적 및 전반적 인지 능력과 상관성이 크다(이미숙, 2015b). 전문성의 정도와 상관없이 대부분의 직업 유형은 인지-언어 능력을 유지하는 데 효과적이며, 고용의 지속성도 중요한 영향 요인 중 하나이다(Adam et al., 2013). 다만 전문성이 적은 직업의 경우 추가적인 교육이나 훈련 과정이 변수로 작용할 수 있다.

인지보존 능력의 주요 변인으로 인지자극 활동을 꼽는 경우가 많다. 인지자극 활동은 인간의 인지적 노력과 연계되는 다양한 시도를 의미하는데, 독서, 심화 학습, 게임이나 퍼즐, 지속적인 교육, 사회적 참여, 신체적 및 정신적 활동 등이 해당한다(Mousavi-Nasab, Kormi-Nouri, & Nilsson, 2014). 예컨대, 사회적 모임, 취미 활동과 같은 인지자극 활동에 참여한 횟수가 노인의 인지-언어 능력을 유지하는 데 영향을 미친다(이미숙, 2015a).

다양한 신체적 및 사회적 여가 활동은 노인의 집행기능을 향상시킨다. 특히 여러 유형의 경험과 활동에 자주 노출될수록 구어 산출 능력이 향상된다(Hogan et al., 2012). 심지어 노년기의 활발한 사회 활동은 알츠하이머병(Alzheimer's disease: AD)이나 혈관성 치매의 발병률을 감소시킨다(Gelber et al., 2012; Rovio et al., 2005). 또 기억력과 추론력을 보존하는 데에도 기여하는데, 인지

자극 활동이 이들의 저하를 방해하는 보존 인자로서 기능하기 때문이다(Adam et al., 2013; Burn & Szoeke, 2015).

그림 1-7은 인지보존 능력 및 이의 주요 변인들과 인지-언어 영역 간의 상관성을 효과크기로써 비교한 결과이다.

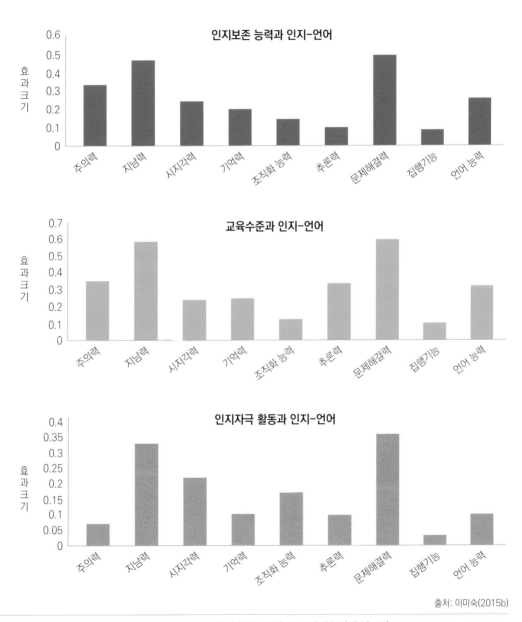

출처: 이미숙(2015b)

그림 1-7. 인지보존 능력과 인지-언어 간 상관계수의 효과크기

참고 문헌 ···

건강보험심사평가원 (2017). 2016년 건강보험통계연보. 원주: 건강보험심사평가원.

국립국어원 (2014). 표준국어대사전. stdweb2.korean.go.kr.

이미숙 (2015a). 노년층의 인지-화용언어 능력에 관한 종단 연구: 영향 요인들을 중심으로. 한국노년학, 35(3), 797-811.

이미숙 (2015b). 정상 노년층의 인지-언어 능력과 인지 보존능력 간 상관성에 관한 메타분석. 한국콘텐츠학회논문지, 15(11), 359-373.

이미숙 (2016). 정상 노년층에 대한 인지-언어적 중재 프로그램: 체계적 고찰 및 메타분석. 한국노년학, 36(1), 79-101.

이미숙, 김수련 역 (2020). 의사소통장애: 정보 처리 접근. Peach, R. K. 외 공저. 서울: 학지사.

이미숙, 김향희 (2012). 노년층의 인지-화용언어 능력 평가: 평가도구 및 내용타당도 연구. 한국콘텐츠학회논문지, 12(5), 280-292.

정옥분 (2011). 성인노인 심리학. 서울: 학지사.

중앙치매센터 (2017). 대한민국 치매현황 2017. 성남: 중앙치매센터.

통계청 (2017). 장래인구추계: 주요 인구지표(성비, 인구성장률, 인구구조, 부양비 등). 대전: 통계청.

한국보건사회연구원 (2016). 2017년 노인실태조사를 위한 사전연구. 세종: 한국보건사회연구원.

Adam, S., Bonsang, E., Grotz, C., & Perelman, S. (2013). Occupational activity and cognitive reserve: Implications in terms of prevention of cognitive aging and Alzheimer's disease. Clinical Interventions in Aging, 8, 377-390.

Alvarez J. A., & Emory, E. (2006). Executive Function and the Frontal Lobes: A meta-analytic review. Neuropsychology Review, 16(1), 17-42.

Anstey, K. J., & Low, L. F. (2004). Normal cognitive changes in aging. Australian Family Physician, 33(10), 783-787.

Baddeley, A. (2000). The episodic buffer: A new component of working memory? Trends in Cognitive Sciences, 4(11), 417-423.

Bee, H. L. (2000). The journey of adulthood (4th ed.). Upper Saddle River, NJ: Prentice Hall.

Bialystok, E., & Poarch, G. (2014). Language experience changes language and cognitive ability. Z Erziehwiss, 17(3), 433-446.

Bromley, D. B. (1988). Human aging. An introduction to gerontology (3rd ed.). London: Penguin.

Burn, K., & Szoeke, C. (2015). Grandparenting predicts late-life cognition: Results from the women's healthy ageing project. Maturitas, 81(2), 317-322.

Cabeza, R. (2002). Hemispheric asymmetry reduction in older adults: The HAROLD model. Psychology and Aging, 17(3), 85-100.

Cabeza, R., Daselaar, S. M., Dolcos, F., Prince, S. E., Budde, M., & Nyberg, L. (2004). Task-independent and task-specific age effects on brain activity during working memory, visual attention and episodic retrieval. Cerebral Cortex, 14(4), 364-375.

Christopher, G. (2013). The psychology of ageing from mind to society. London: Red Globe Press.

Clay, O. J., Edwards, J. D,, Ross, L. A., Okonkwo, O., Wadley, V. G., Roth, D. L., & Ball, K. K. (2009). Visual function and cognitive speed of processing mediate age-related decline in memory span and fluid intelligence. Journal of aging and health, 21(4), 547-566.

Correa Ribeiro, P. C., Lopes, C. S., & Lourenço, R. A. (2013). Complexity of lifetime occupation and cognitive performance in old age. Occupational Medicine (Oxford, England), 63(8), 556-562.

Dennis, N. A., & Cabeza, R. (2008). Neuroimaging of healthy cognitive aging. In F. I. M. Craik & T. A. Salthouse (Eds.), Handbook of aging and cognition (3rd ed.) (pp. 1-54). Mahwah, NJ: Erlbaum.

Dillin, A., Gottschling, D. E,, & Nyström, T. (2014). The good and the bad of being connected: The integrons of aging. Current Opinion in Cell Biology, 26, 107-112.

Dulay, M. F., & Murphy, C. (2002). Olfactory acuity and cognitive function converge in older adulthood: Support for the common cause hypothesis. Psychology and Aging, 17(3), 392-404.

Edwards, J. D., Wadley, V. G., Vance, D. E., Wood, K., Roenker, D. L., & Ball, K. K. (2005). The impact of speed of processing training on cognitive and everyday performance. Aging and Mental Health, 9(3), 262-271.

Fischer, K. W., & Bidell, T. R. (2006). Dynamic development of action, thought, and emotion. In W. Damon & R. M. Lerner (Eds.), Handbook of child psychology: Theoretical models of human development (6th ed.). New York: Wiley.

Fjell, A. M., & Walhovd, K. B. (2010). Structural brain change in aging: Courses, causes and cognitive consequences. Reviews in the Neuroscience, 21(3), 187-221.

Forstmeier, S., & Maercker, A. (2009). Motivational reserve: Lifetime motivational abilities contribute to cognitive and emotional health in old age. Psychology and Aging, 23(4), 886-899.

Gelber, R. P., Petrovitch, H., Masaki, K. H., Abbott, R. D., Ross, G. W., Launer, L. J., & White, L. R. (2012). Lifestyle and the risk of dementia in Japanese-American men. Journal of the American Geriatrics Society, 60(1), 118-123.

Goral, M., Clark-Cotton, M. R., Spiro, A. III, Obler, L. K., Verkuilen, J., & Albert, M. L. (2011). The contribution of set shifting and working memory to sentence processing in older adults. Experimental Aging Research, 37(5), 516-538.

Grady, C. L., Bernstein, L. J., Beig, S., & Siegenthaler, A. L. (2002). The effects of encoding task on age-related differences in the functional neuroanatomy of face memory. Psychology and Aging, 17(1), 7-23.

Grady, C. L., McIntosh, A. R., & Craik, F. I. M. (2005). Task-related activity in prefrontal cortex and its relation to recognition memory performance in young and old adults. Neuropsychologia, 43(10), 1466-1481.

Hedden, T. (2007). Imaging cognition in the aging human brain. In D. R. Riddle (ed.). Brain aging: Models, methods and mechanisms. Florida: CRC Press.

Hogan, M. J., Staff, R. T., Bunting, B. P., Deary, I. J., & Whalley, L. J. (2012). Openness to experience and activity engagement facilitate the maintenance of verbal ability in older adults. Psychology and Aging, 27(4), 849-854.

Jafari, Z., Esmaili, M., Toufan, R., & Aghamollaei, M. (2015). Bilingual proficiency and cognitive reserve in Persian-English bilingual older adults. Aging Clinical and Experimental Research, 27(3), 351-357.

Karp, A., Andel, R., Parker, M. G., Wang, H. X., Winblad, B., & Fratiglioni, L. (2009). Mentally stimulating activities at work during midlife and dementia risk after age 75: Follow-up study from the Kungsholmen project. The American Journal of Geriatric Psychiatry, 17(3), 227-236.

Kavé, G., Eyal, N., Shorek, A., & Cohen-Mansfield, J. (2008). Multilingualism and cognitive state in the oldest old. Psychology and Aging, 23(1), 70-78.

Labouvie-Vief, G. (2006). Emerging structures of adult thought. In J. J. Arnett & J. L. Tanner (Eds.), Emerging adults in America. Washington DC: American Psychological Association.

Labouvie-Vief, G., & Diehl, M. (1999). Self and personality development. In J. C. Cavanaugh & S. K. Whitbourne (Eds.), Gerontology: An interdisciplinary perspective (pp. 238-268). New York: Oxford University Press.

Lewis, C. B., & Bottomley, J. (2007). Geriatric Rehabilitation: A Clinical Approach (3rd ed.). Upper Saddle River, NJ: Prentice Hall.

Lindenberger, U., & Baltes, P. B. (1994). Sensory functioning and intelligence in old age: A strong connection. Psychology and Aging, 9(3), 339-355.

Lindenberger, U., & Ghisletta, P. (2009). Cognitive and sensory declines in old age: Gauging the evidence for a common cause. Psychology and Aging, 24(1), 1-16.

Lövdén, M., & Wahlin, A. (2005). The sensory-cognition association in adulthood: Different magnitudes for processing speed, inhibition, episodic memory, and false memory? Scandinavian journal of psychology, 46(3), 253-262.

MacDonald, S. W., Hultsch, D. F., & Dixon, R. A. (2011). Aging and the shape of cognitive change before death: Terminal decline or terminal drop? The Journals of Gerontology, Series B: Psychological Sciences and Social Sciences, 66(3), 292-301.

MacPherson, S. E., Phillips, L. H., & Della Sala, S. (2002). Age, executive function, and social decision making: A dorsolateral prefrontal theory of cognitive aging. Psychology and Aging, 17(4), 598-609.

Madden, D. J., Langley, L. K., Denny, L. L., Turkington, T. G., Provenzale, J. M., Hawk, T. C., & Coleman, R. E. (2002). Adult age differences in visual word identification: Functional neuroanatomy by positron emission tomography. Brain and Cognition, 49(3), 297-321.

Miller, K. J., Dye, R. V., Kim, J., Jennings, J. L., O'Toole, E., Wong, J., & Siddarth P. (2013). Effect of a computerized brain exercise program on cognitive performance in older adults. The American Journal of Geriatric Psychiatry, 21(7), 655-663.

Mortimer, J. A., Snowdon, D. A., & Markesbery, W. R. (2003). Head circumference, education and risk of dementia: Findings from the nun study. Journal of Clinical and Experimental Neuropsychology, 25(5), 671-679.

Mousavi-Nasab, S. M., Kormi-Nouri, R., & Nilsson, L. G. (2014). Examination of the bidirectional influences of leisure activity and memory in old people: A dissociative effect on episodic memory. British Journal of Psychology, 105, 382-398.

Papalia, D. E., Sterns, H. L., Feldman, R. D., & Camp, C. J., (2007). Adult development and aging (3rd ed.). New York: McGraw-Hill.

Perry, W. G. (1999). Forms of ethical and intellectual development in the college years: A scheme. San Francisco: Jossey-Bass.

Pfefferbaum, A., Adalsteinsson, E., & Sullivan, E. V. (2005). Frontal circuitry degradation marks healthy adult aging: Evidence from diffusion tensor imaging. Neuroimage, 26(3), 891-899.

Piaget, J., & Inhelder, B. (1969) The Psychology of the Child. New York: Basic Books.

Rabbitt, P., Osman, P., Moore, B., & Stollery, B. (2001). There are stable individual differences in performance variability, both from moment to moment and from day to day. The Quarterly Journal of Experimental Psychology Section A. Human Experimental Psychology, 54(4), 981-1003.

Raz, N., Lindenberger, U., Rodrigue, K. M., Kennedy, K. M., Head, D., & Williamson, A. (2005). Regional brain changes in aging healthy adults: General trends, individual differences and modifiers. Cerebral Cortex, 15(11), 1676-1689.

Resnick, S. M., Pham, D. L., Kraut, M. A., Zonderman, A. B., & Davatzikos, C. (2003). Longitudinal magnetic resonance imaging studies of older adults: A shrinking brain. Journal of Neuroscience, 23(8), 3295-3301.

Riegel, K. F., & Riegel, R. M. (1972). Development, drop, and death. Developmental Psychology, 6(2), 306-319.

Rovio, S., Kareholt, I., Helkala, E. L., Viitanen, M., Winblad, B., Tuomilehto, J., & Kivipelto, M. (2005). Leisure-time physical activity at midlife and the risk of dementia and Alzheimer's disease. Lancet Neurology, 4(11), 705-711.

Salthouse, T. A. (2009). When does age-related cognitive decline begin? Neurobiology of Aging, 30(4), 507-514.

Schaie, K. W. (2005). Developmental influences on adult intelligence: The Seattle longitudinal study (1st ed.) (pp. 112-132). New York: Oxford University Press.

Schaie, K. W., & Willis, S. L. (2000). A stage theory model of adult cognitive development revisited. In R. L. Rubinstein, M. Moss, & M. H. Kleban (Eds.), The many dimensions of aging (pp. 175-193). New York: Springer Publishing Co.

Small, B. J., Fratiglioni, L., von Strauss, E., & Bäckman, L. (2003). Terminal decline and cognitive performance in very old age: Does cause of death matter? Psychology and Aging, 18(2), 193-202.

Stankov, L. (2005). Reductionism versus charting. In R. J. Sternberg & J. E. Pretz (Eds.), Cognition and intelligence: Identifying the mechanisms of the mind (pp. 51-67). Cambridge: Cambridge University Press.

Stern, Y. (2002). What is cognitive reserve? Theory and research application of the reserve concept. Journal of the International Neuropsychological Society, 8(3), 448-460.

Stern, Y. (2006). Cognitive reserve and Alzheimer disease. Alzheimer Disease and Associated Disorders, 20(2), 112-117.

Stern, Y. (2009). Cognitive reserve. Neuropsychologia, 47(10), 2015-2028.

Tucker, A. M., & Stern, Y. (2011). Cognitive reserve in aging. Current Alzheimer Research, 8(4), 354-360.

Verhaeghen, P. (2011) Cognitive processes and ageing. In I. Stuart-Hamilton (Ed.), Introduction to gerontology. Cambridge: Cambridge University Press.

Zimprich, D., & Martin, M. (2002). Can longitudinal changes in processing speed explain longitudinal age changes in fluid intelligence? Psychology and Aging, 17(4), 690-695.

노화와 인지

Chapter 02

0 2 노화와 인지

1. 노화와 주의력
2. 노화와 기억력
3. 노화와 고차원적 인지
4. 인지와 일상 기능의 변화
5. 인지 저하의 영향 요인

노화는 인간의 인지 능력에 영향을 미친다. 그러나 이 같은 연령 효과는 인구통계학적 요인, 개인적 및 사회적 경험, 심리-정서적 요인, 신체적 건강 등에 따라 다양하게 나타난다. 즉 다양한 요인들 간의 혼재된 속성과 개인 차이, 인지의 하위 영역별 특성, 인지보존 능력 등에 따라 노인의 인지적 변화가 다를 수 있다.

본 장에서는 노화가 주의력, 기억력과 같은 기초적인 인지에 미치는 영향을 알아본다. 또 추론력, 집행기능 등의 고차원적 인지(higher order cognition: HOC)와 노화 간의 상관성을 논의한다. 마지막으로 여러 가지 관점과 연구 결과에 근거하여 인지 능력을 변화시키는 영향 요인을 살펴보고자 한다.

1. 노화와 주의력

주의력의 유형으로는 지속주의력(sustained attention), 선택주의력(selective attention), 교대주의력(alternating attention), 분리주의력(divided attention) 등이 있다. 노화가 주의력에 미치는 영향은 하위 유형이나 변인에 따라 차이가 있다. 그러나 주요 영향 요인으로 흔히 연령을 꼽는다(이미숙, 김향희, 2012; Albert, 1994).

무관한 자극을 무시하면서 목표를 수행하는 데 관여하는 선택주의력은 특히 시각적 탐색 과제에서 연령 효과가 크다(Madden & Langley, 2003). 노인은 대개 주의를 전환하는 능력이 떨어지고 2개 이상의 과제별 요구에 대한 부담이 크기 때문에 교대주의력과 분리주의력을 잘 발휘하지 못한다(Hogan, Kelly, & Craik, 2006).

주의력은 기억력, 인지 처리 속도 등과 함께 다른 인지-언어 능력의 기초가 되는 영역이다. 특히 추론력, 집행기능과 같은 고차원적 인지(higher order cognition: HOC)와 언어 기능을 수행하는 데 전제되어야 할 능력으로, 자기 모니터링이나 인지적 자원의 활용과 같은 상위인지(metacognitive) 능력과의 상관성이 크다(Edwards et al., 2015). 노화로 인해 주의력이 저하되면 다른 인지-언어 능력이 제한되는 것도 바로 이 때문이다.

이렇듯 인지-언어의 상호 연계적인 처리 기제는 노인의 인지와 의사소통에 다양한 어려움을 초래한다(이미숙, 2015a). 예를 들어, 언어 능력은 주의력과 기억력, 추론력 등과 연계되기 때문에 어느 한 요소라도 제대로 기능하지 못하면 원활한 의사소통이 불가능하다(이미숙, 김향희, 2012).

제1장에서 언급한 바와 같이, 노인의 주의력 결함은 흔히 신경학적인 차원에서 논의된다. 나이가 들수록 전전두피질의 크기와 두께가 현저히 축소되면서 주의력, 억제, 작업기억을 포괄하는 집행기능 기제가 변화한다(Andres et al., 2008). 이로 인해 과제와 무관한 자극에 매우 민감하고 주의가 산만해지며, 관련된 정보를 처리하는 속도와 기능이 떨어진다(Healey, Campbell & Hasher, 2008). 즉 인지-언어 과제를 수행할 때 교차감각적(cross-modal) 방해물이나 불필요한 자극이 개입되면 지각 및 인지 처리가 크게 제한된다.

노인의 주의력 문제는 인지적 부담에 따른 처리의 비효율성 측면에서도 설명된다(Vohn, 2008). 예컨대, 지속주의력과 선택주의력은 시각적 요구나 자극이 많을수록 연령 효과가 크게 나타난다(Madden & Langley, 2003). 처리해야 할 인지적 요구가 클수록 목표물에 주의를 기울이기가 어렵기 때문이다. 이와 마찬가지로 소음과 같은 환경적 방해물을 신경 쓰지 않으면서 발화를 지속하는 상황일 때 노인의 주의력이 크게 떨어진다. 노화로 인해 억제 능력이 저하되면 주의를 분산시키는 요인을 방해하거나 무시하기가 어렵다. 이러한 상황에서 동시에 처리해야 할 인지-언어 과제가 있으면 부담이 가중되어 효율적으로 수행하지 못하게 된다(이미숙, 2016). 실제로 배경 소음이 있을 때 산출되는 노인의 자발화는 유창하지 못한 특징을 보인다(Southwood & Dagenais, 2001).

　　노인일수록 감각과 지각을 처리하는 데 더 많은 노력이 필요하다. 부가적인 노력은 주의력을 저하시키는 또 다른 원인이 된다. 감각이 저하되어 시각적 및 청각적 예민성이 떨어지면 인지-언어 처리가 매우 어려워지는데, 이는 주의력의 결함을 통해 직접적으로 드러난다. Wingfield 등(2005)은 노인의 청력 손실이 주파수의 변별에 영향을 미쳐 어음을 탐지하고 변별하는 데 부정적으로 작용한다고 보고했다. 이는 언어적 의미와 구문을 처리하는 능력에 직접적으로 영향을 준다. 글상자 2-1과 글상자 2-2는 시지각력 과제에 대한 노인의 반응 예시로, 노화에 따른 시각적 예민성 및 주의력의 저하 등과 연관된다.

글상자 2-1. **노인의 시지각력 수행 예시 I**

과제: '오각형' 베껴 그리기(Korean Mini-Mental State Examination: K-MMSE)

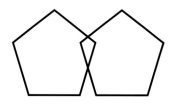

반 응

〈노인 1〉
80세, 남, 교육연수 6년

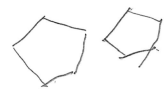

〈노인 2〉
90세, 남, 교육연수 6년

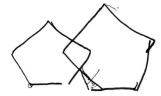

〈노인 3〉
76세, 여, 교육연수 12년

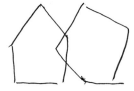

〈노인 4〉
89세, 여, 교육연수 0년

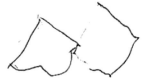

〈노인 5〉
95세, 여, 교육연수 12년

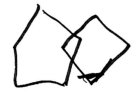

글상자 2-2. **노인의 시지각력 수행 예시 Ⅱ**

과제: '얼굴' 그리기(이미숙, 김보선, 2019)

반 응

〈노인 1〉
77세, 남, 교육연수 12년

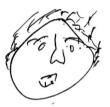

〈노인 2〉
78세, 남, 교육연수 12년

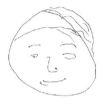

〈노인 3〉
75세, 여, 교육연수 0년

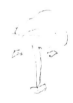

〈노인 4〉
77세, 여, 교육연수 8년

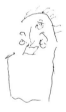

〈노인 5〉
83세, 여, 교육연수 9년

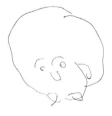

감각과 지각이 저하된 상태에서 주의력을 방해하는 요인이 개입되면 이를 차단하려는 요구가 커지기 때문에 효율적인 처리가 더 어려워진다(Murphy, Daneman, & Schneider, 2006; Tun, McCoy, & Wingfield, 2009). 예를 들어, 노인에게 과제와 무관한 구어를 함께 제시할 경우 목표어에 대한 회상 능력이 더 떨어진다(Tun, O'Kane, & Wingfield, 2002).

노인의 읽기 능력을 통해서도 주의력의 변화를 확인할 수 있다. 청년층은 읽기 과제를 수행하면서 주의를 산만하게 하는 요소를 무시하는 반면, 노년층은 방해 요소를 억제하지 못해 읽기 속도와 이해력이 떨어지고 기억이 왜곡된다. 즉 노인은 목표와 방해 요소 간을 변별하는 능력이 낮다. 따라서 양자 간의 불일치를 판단할 때 의미와 구문을 처리하는 데 더 의존해야 한다. 이 과정에서 인지-언어적 처리가 느려지고 노력을 더 많이 요하기 때문에 읽는 속도와 이해력이 낮아진다(Kemper & McDowd, 2006).

이중과제(dual-task)나 다중과제(multitask)와 같이 대립되는 과제의 요구 간에 균형이 필요한 경우 노인의 주의력 결함이 더욱 두드러진다. 이때 과제의 수행력은 유형이나 전략적 차이를 어떻게 통합하느냐에 따라 다르게 나타난다. 보편적으로 노인은 이중과제를 수행하는 데 더 큰 노력을 요한다. 특히 과제의 전환, 시분할(time-sharing), 업데이트와 같은 집행기능 과제나 통제적 처리에서 어려움이 가중된다(Riby, Perfect, & Stollery, 2004; Verhaeghen et al., 2003).

이중 및 다중 과제를 수행하는 데 필요한 노력의 균형을 유지하는 방식은 연령마다 다르다. 노인은 과제의 요구에 대한 인지적 부담 때문에 정확도가 높은 반면 처리 속도는 느린 '보수적' 양상을 띤다(Doumas, Rapp, & Krampe, 2009; Göthe, Oberauer, & Kliegl, 2007). 예를 들어, 주의력이 분산되는 상황에서 언어 과제를 수행하면 인지적 요구에 저항하면서도 동시에 큰 영향을 받아 발화가 단순화되고 느려진다(Kemper et al., 2010). 물론 주의력의 요구가 한계치를 넘어설 경우 단순한 발화조차 유지할 수 없고, 삽입어, 짧고 비문법적인 문장, 비유창한 양상이 많아 발화의 분절이 심화된다(Hummert et al., 2004). 또 의미적 응집성, 정보성, 어휘적 다양성이 부족하고, 지연, 명료화 요구, 혼동 등 의사소통의 어려움이 보다 뚜렷해진다. 이는 치매 노인의 발화와 유사하다.

노년기에 주의력이 저하되면 삶의 질적인 차원에도 영향을 준다. 주의력이 떨어질수록 정신적 및 감정적 상태와 삶의 만족도가 악화되기 때문에 노년기의 삶의 질을 좌우하는 주요 변수가 될 수 있다(Gudjonsson et al., 2009; Lewandowski et al., 2008). 특히 주의력은 감정이나 활력 등 정신적 만족도와 직결되어 궁극적으로 일상생활의 전반적인 기능에 관여한다(이미숙, 2016; Scholtissen-In de Braek et al., 2011).

2. 노화와 기억력

기억력은 노화의 예측변인으로서 주의력과 함께 가장 많이 논의되는 영역이다(이미숙, 2017; Anderson & Craik, 2017; Johnson et al., 2009). 기억력에 영향을 미치는 요인은 매우 광범위하다. Jonker 등(2000)은 고령자, 여성, 낮은 교육수준이 기억력을 저하시키는 데 가장 크게 기여한다고 강조하였다. 55~74세의 노인 122명을 대상으로 한 종단연구에서는 교육연수와 기억력이 가장 큰 상관성을 보였다(이미숙, 2015a).

연령이 기억력에 영향을 미치는 데에는 여러 가지 변인이 작용한다. 예를 들어, 연상 능력, 단서의 유형, 새로운 정보의 양, 작업기억 용량 등은 노인의 지연기억(delayed memory)을 좌우한다(이미숙, 김향희, 2012; Albert, 1994).

기억의 유형별로도 연령 효과가 다른데, 일화기억(episodic memory)을 노화의 주요 예측변인으로 꼽는 보고가 많다(Blacker et al., 2007; Johnson et al., 2009). 즉 나이가 들수록 측두엽이 선택적으로 기능하기 때문에 일화기억이 저하된다. 이로 인해 일화기억은 병리학적 단계로의 진행을 판별하는 데 유용하다.

세상 지식(world knowledge)에 대한 접근을 관장하는 의미기억(semantic memory)은 이름대기 능력을 좌우한다. 예컨대, 나이가 들수록 단어를 쉽게 인출하지 못하거나 에둘러 말하며, 의도한 의미를 전달하기 위해 대용어를 자주 사용한다. 이러한 이름대기장애(anomia)는 정상적인 노화 과정에서 흔히 관찰된다(Connor et al., 2004). 의미적 개념과 사실을 최대한 학습하고 저장한 다음 장기간 반복하면 의미기억을 보존시킬 수 있으나, 노화나 신경학적 질환의 영향을 피하는 데에

표 2-1 노기억의 유형별 특징

유형	정의	신경학적 기제
서술기억	• 보편적 '기억' • 외현기억 • 사실/사건의 의식적 회상 • 유형: 의미기억, 일화기억, 자서전적 기억, 공간기억 등	• 중측두엽(medial temporal lobe): 해마, 해마곁피질 등 • 전전두피질 • 편도(amygdala)
비서술기억	• 다양한 기억 포괄 • 내현기억(암묵기억) • 유형: 절차기억 등	• 줄무늬핵(특히 기저핵) • 신피질(neocortex), 편도체, 반사통로

는 한계가 있다. 표 2-1은 기억의 유형별 특징을 나타낸다.

작업기억은 일상의 다양한 과제에서 정보를 보유하는 데 필요한 능력으로 정보의 단기적 저장과 조작에 관여한다(이미숙, 김수련, 2020). 다영역 체계로서 기능하기 때문에 주의력의 할당과 선택, 억제, 정보의 업데이트 등 집행기능과 직접적으로 연관된다. Baddeley(2000, 2009)의 작업기억 모델은 중앙 집행기(central executive processor), 시공간 잡기장(visuo-spatial sketchpad), 음운 고리(phonological loop), 임시 완충기(episodic buffer)로 구성된 작업기억 기제를 다영역적 체계의 관점에서 잘 설명해준다(그림 2-1).

정보를 임시로 저장하거나 처리들 간에 주의력을 분산시키기 위해 필요한 작업기억 용량은 개인이나 변인에 따라 다를 수 있다. 노화는 작업기억 용량을 감소시키는 데 가장 크게 관여한다(Goral et al., 2011). 노화와 작업기억 간의 상관성은 흔히 신경학적 맥락에서 설명된다. 노화로 인해 뉴런이 수축되고 시냅스의 밀도가 감소되면 전전두피질의 변화가 뚜렷해진다. 즉 뉴런들 간의 신호 전달 양상이 변경되거나 조정됨으로써 자극과 반응 간의 관계가 달라지고 자극에 대한 민감도가 떨어진다(Li, 2005; Li, Lindenberger, & Fransch, 2000). 이로 인해 전전두피질 및 흑질선상체의 도파민 신경전달 체계가 관장하는 작업기억과 집행기능이 취약해진다(Dennis & Cabeza, 2008; Raz, 2005; Volkow et al., 2000).

이 같은 신경학적 기제에 따라 작업기억 용량이 축소되면 노인의 인지 및 언어 능력이 떨어진다. 작업기억과 상호 연계 체계인 주의력 및 집행기능도 변화하며, 문제해결력이나 추론력 등의

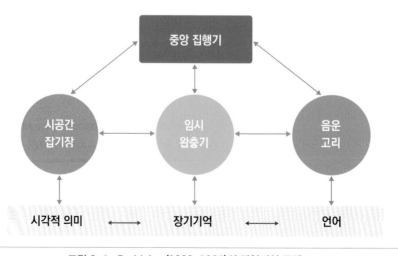

그림 2-1. Baddeley (2000, 2009)의 작업기억 모델

HOC와 언어 학습의 수행을 방해한다(Baddeley, 2003). 새로운 상황에 효율적으로 적응하는 데 활용되는 유동성 지능에도 부정적인 영향을 준다.

언어 이해 측면에서는 읽기 및 듣기 이해, 학습, 계산, 정보 처리 속도를 저하시킨다(Borella, Carretti, & De Beni, 2008; Hitch, Towse, & Hutton, 2001). 또 복잡한 구문 구조의 의미나 형태를 잘 이해하지 못한다(Bier et al., 2008; Kemper, Thompson, & Marquis, 2001; Waters & Caplan, 2001). 이로 인해 노인은 언어를 이해하고 해석하는 시간이 오래 걸리고 대화 도중 명료화 요구가 빈번하다. 최근에 입력된 정보를 빠른 속도로 망각하기 때문에 질문에 적절히 대답하지 못하거나 대화하던 주제에서 자주 벗어난다.

작업기억이 노인의 언어 표현에 미치는 영향도 주목할 만하다. 노인이 산출하는 발화는 흔히 유창성과 문법적 복잡성이 떨어진다(이미숙, 김수련, 2020; McDowd et al., 2011). 의미망(semantic network)에 저장된 단어와 이의 의미 자질을 빠르고 정확히 연결해 산출하지 못하므로 단어 정의하기 등의 과제를 잘 수행하지 못한다(Chow et al., 2006).

언어의 의미, 구문, 화용 능력을 통합적으로 반영하는 담화는 작업기억에 크게 의존한다(Borella, Carretti, & De Beni, 2008). 따라서 노화로 인해 작업기억이 제한되면 정보 전달의 적절성이나 의사소통의 효율성이 떨어진다(김보선, 이미숙, 2019a, 2019b). 75세 이상의 노인을 대상으로 주제 유지의 정도와 담화 산출의 효율성을 살펴본 연구에서 주제의 통일성과 효율성이 연령에 따라 낮아지는 경향을 보였다(김보선, 이미숙, 2019a). 특히 담화의 효율성은 85세를 기점으로 중고령층과 초고령층 간에 10% 이상의 차이가 있었다.

표 2-2에는 노화로 인한 작업기억 용량의 저하가 언어 능력에 미치는 영향이 제시되어 있다.

표 2-2 **작업기억 용량 저하가 노인의 언어에 미치는 영향**

언어 이해	언어 표현
• 읽기 및 듣기 이해력 저하 • 언어 학습 능력 저하 • 계산력 저하 • 복잡한 구문 구조 이해력 저하 • 언어 이해 및 해석 속도 저하 • 질문에 대한 부적절한 대답 • 대화 시 빈번한 명료화 요구 • 대화 시 빈번한 주제 이탈	• 비유창한 발화 • 낮은 문법적 복잡성 • 단어 정의하기 저하 • 담화 산출 저하: 통일성, 효율성 저하 • 대화 시 정보 전달의 적절성 저하 • 의사소통의 효율성 저하

3. 노화와 고차원적 인지

고차원적 인지(HOC)는 추론, 문제해결, 비판적 사고, 새로운 분야의 학습, 창의성 등을 발휘하는 데 필요한 과정을 이해하고 적용하는 능력이다(American Association for Advancement of Science, 2009). 기본적인 사실이나 지식을 기억하고 이해하는 데 국한되지 않고 문제 해결을 위한 개념을 적용하는 능력과 관련되므로 다면적이고 복합적인 인지 영역에 해당한다. 이는 과학적 과정, 양적 추론, 모형화 및 시뮬레이션의 활용까지 확대된다.

HOC는 다양한 인지−언어 과제에 요구되는데, 이의 구체적인 범주는 다음과 같다(Lemons & Lemons, 2013). 첫째, 새로운 상황에서 정보, 방법, 개념, 이론을 활용한다. 둘째, 결과를 예측하고 문제 해결을 위한 접근법을 선택한다. 셋째, 하나의 문제를 개별 요소들로 분리하고 주요 요소의 양식과 구성을 이해한다(예: 분류 및 정렬). 넷째, 다양한 정보의 질과 중요성, 결과에 대한 가능성을 판단하고 각각에 상대적인 가치를 부여한다. 다섯째, 추론에 근거하여 선택하고 범주의 적용 및 분석, 평가를 수행한다.

이처럼 HOC와 지각, 실행, 언어 등이 결합하여 인간의 고차원적 정신 기능이 발휘되므로(Kumar, Koirala, & Tiwari, 2015), HOC는 개인의 직업 및 일상 생활뿐 아니라 전 생애적인 삶의 질을 좌우하는 핵심 기능에 해당한다. 기억력과 집행기능, 이름대기 능력은 50세 이전부터 저하되기 시작해 65세 이후 보다 심화되는데, 이 같은 변화로 인해 전반적인 처리 속도가 떨어지면 궁극적으로 HOC와 의사소통 기능이 낮아진다(Singh−Manoux et al., 2012). 그림 2-2는 노인의 HOC 능력을 경도인지장애(mild cognitive impairment: MCI), AD 등 신경학적 질환군과 비교한 결과이다.

추론력은 증거를 기반으로 한 사고, 추론, 결론 유추, 논리적 분석과 관련된다. 연령과 추론력 간의 상관성은 연령과 기억력 간의 상관성과 유사하다(Salthouse, 2000). 추론의 난이도가 높을수록 인지 처리 속도가 떨어지기 때문에 연령 효과가 더욱 두드러진다. 이는 작업기억과도 연계된다(Emery, Hale, & Myerson, 2008).

조직화 능력은 지각의 단위를 집단으로 묶는 청킹(chunking) 또는 집단화(grouping)에 해당한다. 작업기억 및 집행기능과의 상관성 때문에 조직화 능력도 노화의 영향을 쉽게 받는다(이미숙, 2017). 예컨대, 노인은 특정 범주에 따라 자극을 통합하는 범주화 과제를 수행하는 데 어려움을 겪는다(Filoteo & Maddox, 2004). 노화로 인한 간섭 효과 때문에 분류화 과제의 수행도 저조하다(Smith & Minda, 2001).

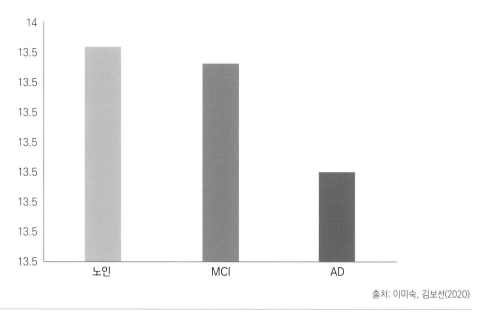

그림 2-2. **노인, MCI, AD의 HOC 수행력 비교**

문제해결력은 과제를 계획하고 사회적 및 감정적 문제를 해결하는 데 요구되며, 일상생활과 직결되어 삶의 질을 좌우하는 기능 중 하나로 꼽힌다(이미숙, 2016; Gilhooly, 2007). 노인은 회피-거부 전략을 자주 사용하기 때문에 문제를 해결하는 데 어려움이 있다. 또 청년층에 비해 과제에 대한 친숙도에 의존하는 경향이 강하다(Blanchard-Fields, Mienaltowski, & Seay, 2007). 따라서 문제해결력은 HOC 중에서도 노화에 대한 변별력이 높다. 문제해결의 과정에서 맥락적 특성, 특정 상황의 요구, 문제가 발생한 공간, 감정적 제어, 사고 과정, 처리 속도 등이 변수가 될 수 있다(Burton et al., 2009).

일상생활에서 직면하는 문제를 해결하는 능력은 노년기의 삶에서 매우 중요한 요소로, 대개 청년기에서 중년기 초까지 발달하다 50세 이후부터 점차 저하된다. 이에는 노화로 인한 신체 활동의 제한, 지시사항에 대한 이해나 분석의 어려움 등이 작용한다. 문제해결의 변인은 크게 두 가지 차원에서 논의된다(Chen, Hertzog, & Park, 2017). 첫째, 화용적 지식이나 축적된 경험을 의미하는 결정성 지능은 새로운 환경과 광범위한 문화를 경험하면서 일생에 걸쳐 점진적으로 향상된다. 둘째, 유동성 지능의 측면에서 인지 능력을 뒷받침하는 생물학적 기제는 세포와 조직의 일부로서 연령에 따라 서서히 퇴화된다. 이러한 두 체계가 균형을 이루면서 어떻게 변화를 다루는지가 문제해결의 관건이다. 청년기에는 유동성 지능이 문제해결의 주요 지표인 반면, 노년기로 갈수록 결정적 지능이 점차 부각된다. 축적된 경험이나 지식의 양적 측면을 고려할 때 노화가 문제해결에 긍정적으로 작용한다는 견해도 있다(Mienaltowski, 2011).

그러나 경험 자체가 문제해결력에 미치는 영향은 미미하다. 오히려 노인은 경험 지식의 효율적인 활용과 반응 속도, 정보의 운용 능력, 화용적 기능 등이 제한적이므로 문제해결력을 제대로 발휘하기가 어렵다(Burton et al., 2009). 따라서 노인의 문제해결력은 ① 인지 능력 및 기술의 적용,

표 2-3 전두엽의 인지−언어 기능

브로드만영역	해당 영역	기능
6	보조운동영역, 전운동피질	• 운동의 순서화 및 계획화 • 기억력, 주의력, 집행기능 • 구어 산출 및 프로그래밍
44	브로카영역, 하전두회, 덮개부	• 다양한 언어 처리: 유창성 및 순서화 • 구어 작업기억
45	브로카영역, 하전두회, 삼각부	• BA 44의 기능과 유사 • 복잡한 구어 기능: 은유, 추론 등 • 작업기억
8	전전두피질 일부, 측면 및 내측 보조운동영역	• 기억력, 주의력, 집행기능 • 운동의 학습: 순차적이고 복잡한 동작의 시작·유지·조정·계획 • 구어 작업기억
9, 10	전전두피질 일부, 중전두회	• 기억의 부호화 및 인출 • 작업기억 • 집행기능: 행동의 집행 통제, 추정적 추론, 의사결정 • 복잡한 언어 처리: 구어 전략 사용
46	앞쪽 중전두회	• 구어 처리: 구어 시작, 유창성, 음운 • 화용
47	하전두회, 안와부	• 의미 및 음운 처리, 의미 부호화 • 구어에 대한 선택주의력 • 부정적 감정 억제, 동기부여 • 집행기능: 연역적 추론
11	곧은이랑, 전두극 기저	• 기질에 대한 영향: 반응 양식, 감정적으로 특이한 성향
24, 32	앞쪽 띠이랑	• 감정적 행동 • 구어 시작

② 일상생활에서 경험한 문제, ③ 복합적이고 다차원적인 시각 등에 따라 수행이 다를 수 있다.

집행기능은 인지적 통제 기능으로서 HOC의 핵심 영역이자 복합적인 인지 체계이다. 이는 일상생활과 직접적으로 연계되어 삶의 질 차원에서 매우 결정적인 역할을 한다(Anderson & Craik, 2017). 즉 신체적 및 기능적 과제를 수행할 때 인지적 자원의 할당을 조절함으로써 일상생활을 영위하기 위한 여러 가지 상황에 적용된다(Yogev-Seligmann, Hausdorff, & Giladi, 2008). 이로 인해 고령화 사회의 기능적인 차원에서 더욱 강조되고 있다(이미숙, 2016).

집행기능은 전두엽, 특히 전전두피질에서 관장하는데, 주의력, 작업기억 등 다른 인지 영역과 함께 HOC의 복합적인 기능망을 형성한다(Braver et al., 2005). 이에는 계획과 의사결정, 활동 간의 조율, 충동적 행동의 억제 등 고차원적 집행기능도 포함된다. 예를 들어, 노인은 카드 분류와 같은 과제를 수행할 때 오류의 수가 상대적으로 많다. 나이가 들수록 반응 양식을 전환하기가 어려워 이전의 기준을 고수하기 때문이다. 즉 새로운 규칙을 채택하기 위해서는 이전의 기준에 따른 반응을 억제해야 하는데, 노화의 영향으로 이러한 기능이 떨어지게 된다. 노인에게 보속증(perseveration)이 빈번한 이유도 이와 동일한 맥락이다. 표 2-3과 그림 2-3은 전두엽의 이러한 복합적인 기능을 영역별로 도식화한 것이다.

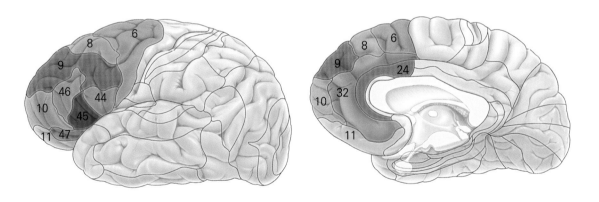

그림 2-3. **전두엽의 세부 영역**

4. 인지와 일상 기능의 변화

상위인지는 자신의 인지 활동에 대한 인지, 즉 주체가 자신의 인지 능력과 활동을 조절하고 자신의 사고에 대해 비판할 수 있는 능력이다. 예를 들어, 노인의 주관적 인지 호소 중 가장 비중이 높은 기억력 문제는 자신의 기억을 평가하는 능력에 기반하므로 '상위기억'에 해당한다. 이 같은 능력은 일상생활에 중요한 영향을 미치므로 삶의 질과 강한 상관성을 갖는다. 특히 스스로의 능력에 대한 평가와 신뢰는 자아뿐 아니라 타인을 인식하는 방식에도 관여하기 때문에 성인기 이후 나이가 들수록 중요성이 커진다.

일상의 다양한 과제를 스스로 통제할 수 있다고 느끼는지 여부도 노인의 인지적 수행에 영향을 준다(Lachman & Andreoletti, 2006). 즉 통제력을 발휘한다고 느끼면 정보 인출의 정확성을 보장하기 위해 더 많은 노력을 기울이게 된다. 노인이 주관적으로 호소하는 기억력 문제가 실제 수행력과는 별개로 통제감 등의 내적 요인이 작용한 결과일 수 있다.

감정적 측면도 노화로 인한 변화 중 하나이다. 인간의 발달 과정에서 감정의 내적 표상은 더욱 복잡하고 유연하게 처리된다. 반면 나이가 들수록 HOC가 떨어지면 갈등을 유발하는 감정적 상황에서 복잡한 처리나 반응이 일어나지 않는다.

노화로 인한 인지 능력의 변화는 사회적 행동에도 영향을 미친다. 마음이론(theory of mind)은 이러한 사회인지적 관점의 대표적인 예이다. 마음이론은 자신과 타인의 마음 및 정신 상태를 이해하는 능력에 관한 것으로 모든 사회적 상호작용의 근간이 된다. 집행기능을 포함한 HOC는 마음이론이 발달하는 데 필요한 인지적 복잡성을 제공하므로, 마음이론에 대한 노화의 영향도 불가피하다(German & Hehman, 2006). 여기에는 정보 처리 속도, 기억력, 주의력의 할당과 같은 인지적 측면, 그리고 복잡한 감정의 확인, 추가적 추론 등의 정서적 측면이 고루 반영된다.

노인의 의사결정 과정은 청년층과 다르다. 나이가 들수록 부정적 정보는 무시하고 긍정적 정보에 치중해 판단하는 경향이 있다. 또 사전 지식에 더 많이 의존하는 하향식 처리 전략을 취한다. 이는 새로운 정보에 근거해 다양한 대안을 모색하는 상향식 처리에 비해 인지적 부담이 덜하기 때문에 노화로 인해 제한된 인지적 자원을 보완할 수 있다. 즉 노인은 이전에 형성된 도식을 기반으로 최소한의 인지 자원만 활용해 의사결정의 정확도를 높이려고 노력한다.

5. 인지 저하의 영향 요인

노인의 인지적 변화에 기여하는 요인은 매우 다양하다. 인구통계학적 및 경험적 측면에서 가장 직접적이고 중요한 변인으로 '연령' 요인을 꼽는다(이미숙, 2017; 이미숙, 김보선, 2018). 교육적 기회, 성장기 경험, 교육의 질 등을 포함한 전반적인 교육수준도 주요 영향 요인 중 하나이다(Conley & Yeung, 2005; Glymour & Manly, 2008).

성장기의 사회경제적 지위도 노인의 인지 능력에 영향을 미친다(Glymour & Manly, 2008). 반면 현재의 사회경제적 지위를 반영하는 월 소득 수준이나 생활비는 인지 기능과의 상관성이 명확히 규명되지 않았다. 그럼에도 불구하고 사회경제적 요인은 노인의 사회 활동을 촉진하는 데 관여한다. 이는 궁극적으로 인지 능력의 변화에 영향을 주므로 간과할 수 없는 변인에 해당한다.

2개 이상의 언어를 학습하거나 활용하는 정도는 '언어적 경험'의 차원에서 주목할 만하다. 이중언어(bilingualism)는 언어적 및 비언어적 처리를 동시에 요하기 때문에 인지자극 활동의 일환으로 작용하며 복합적인 인지 활성화에 크게 기여한다(Bialystok & Poarch, 2014). 실제로 두 종류 이상의 언어를 사용하면 기억력과 집행기능을 유지시킬 수 있다. 예를 들어, 단일언어에 비해 이중언어를 사용하는 노인은 치매의 발병 시기를 4~5년 정도 늦춘다(Craik, Bialystok, & Freedman, 2010).

디지털 시대를 반영하는 인터넷 사용률을 살펴보면, 사용자의 56%가 65~74세의 고령자라고 보고된다(Ofcom, 2013). 디지털 문해 능력은 일상생활의 다양한 기능을 수행하는 데 필요한 계획 및 집행 능력, 사회적 참여 등을 포괄하므로 인지 기능을 보존하고 치매의 발병률을 낮추는 데 기여한다(Matthews et al., 2013).

'사회 활동' 역시 노인의 인지적 변화와 크게 연관된다. 인지적 자극과 신체적 활동이 결합됨으로써 인지보존 능력을 활성화하는 효과가 있기 때문이다(이미숙, 2015b; Lindwall et al., 2012). 이에 근거하여 여가 활동이나 운동, 인지적 변화 간의 상관성을 규명하려는 시도가 많다(이미숙, 2015a; Mitchell et al., 2012). 실제로 노년층의 사회 활동은 AD 및 혈관성 치매의 발병률을 감소시킨다(Gelber et al., 2012; Rovio et al., 2005).

요컨대, 노인의 인지 능력은 연령, 교육연수, 사회 활동, 언어 경험 등 다양한 요인의 영향을 받는다. 인지의 각 하위 영역별로도 상관성이 다를 수 있다. 표 2-4에서는 인지의 하위 영역과 영향 요인 간의 상관성을 수치화해 제시하였다(이미숙, 2015a)

표 2-4 노인의 인지 저하와 영향 요인 간 상관성

유형	연령	교육연수	월 생활비	언어 경험	디지털 문해 능력	사회 활동
주의력	.282	.264	.173	.180	.443**	.067
지남력	-.157	.535**	-.119	.598**	.266	.316
시지각력	-.368*	.322	-.159	.540**	.329	.027
기억력	-.180	.348*	-.461**	.227	-.190	.010
조직화 능력	-.489**	.134	-.327	.469**	.359*	.167
추론력	.228	.338	.000	.150	.070	.223
문제해결력	-.119	.545**	-.208	.614**	.415*	.347*
집행기능	-.096	.067	.001	.435*	.508**	.379*
화용언어	-.130	.259	.002	.324	.071	.169
총점	-.195	.650**	-.231	.762**	.455**	.385*

* $p < .05$, ** $p < .01$ 출처: 이미숙(2015a)

참고 문헌

김보선, 이미숙 (2019a). 중고령층과 초고령층 담화 산출의 통일성과 효율성 비교. Audiology and Speech Research, 15(1), 63-70.

김보선, 이미숙 (2019b). 노년층, 기억상실형 경도인지장애, 치매환자의 담화산출 손상 정도에 따른 점수화 방법. 특수교육재활과학연구, 58(1), 347-365.

이미숙 (2015a). 노년층의 인지-화용언어 능력에 관한 종단 연구: 영향 요인들을 중심으로. 한국노년학, 35(3), 797-811.

이미숙 (2015b). 정상 노년층의 인지 언어 능력과 인지 보존능력 긴 싱관싱에 관한 메타분석. 한국콘텐츠학회논문지, 15(11), 359-373.

이미숙 (2016). 일반 노인의 인지-언어 능력과 삶의 질 간 상관성. 특수교육재활과학연구, 55(4), 143-161.

이미숙 (2017). 노인의 인지능력에 대한 언어적 예측변인. 특수교육재활과학연구, 56(2), 237-262.

이미숙, 김보선 (2018). 연령층에 따른 노인의 비유언어 이해와 인지-언어 능력 간 상관성. 특수교육재활과학연구, 57(4), 115-137.

이미숙, 김보선 (2019). 인지-의사소통장애 간편검사(BCCD) 개발을 위한 예비연구. 특수교육재활과학연구, 58(4), 321-344.

이미숙, 김보선 (2020). Transfer effects of working memory intervention on linguistic abilities in patients with dementia. Audiology and Speech Research, 16(1), 58-69.

이미숙, 김수련 역 (2020). 의사소통장애: 정보 처리 접근. Peach, R. K. 외 공저. 서울: 학지사.

이미숙, 김향희 (2012). 노년층의 인지-화용언어 능력 평가: 평가도구 및 내용타당도 연구. 한국콘텐츠학회논문지, 12(5), 280-292.

Albert, M. S. (1994). Age-related changes in cognitive function, In M. S. Albert & J. E. Knoefel (Eds.), Clinical neurology of aging, Oxford: Oxford University Press.

American Association for the Advancement of Science (2009). Vision and change in undergraduate biology education: A call to action. Final Report of a National Conference, July 15-17, Washington, DC.

Anderson, N. D., & Craik, F. I. (2017). 50 years of cognitive aging theory. The Journals of Gerontology: Series B, Psychological Sciences and Social Sciences, 72(1), 1-6.

Andres, P., Guerrini, C., Phillips, L. H., & Perfect, T. J. (2008). Differential effects of aging on executive and automatic inhibition. Developmental Neuropsychology, 33(2), 101-123.

Baddeley, A. D. (2000). The episodic buffer: A new component of working memory? Trends in Cognitive Science, 4(11), 417-423.

Baddeley, A. D. (2003). Working memory: Looking back and looking forward. Nature Reviews Neuroscience, 4(10), 829-839.

Baddeley A. D. (2009). Working memory. In A. D. Baddeley, M. W. Eysenck, & M. C. Anderson (Eds.), Memory. New York: Psychology Press.

Bialystok, E., & Poarch, G. (2014). Language experience changes language and cognitive ability. Z Erziehwiss, 17(3), 433-446.

Bier, N., van der Linden M, Gagnon L, Desrosiers J, Adam S, Louveaux S., & Saint-Mleux, J. (2008). Face-name association learning in early Alzheimer's disease: A comparison of learning methods and their underlying mechanisms. Neuropsychological Rehabilitation, 18(3), 343-371.

Blacker, D., Lee, H., Muzikansky, A., Martin, E. C., Tanzi, R., McArdle, J. J., Mos, M., & Albert, M. (2007). Neuropsychological measures in normal individuals that predict subsequent cognitive decline. Archives of Neurology, 64(6), 862-871.

Blanchard-Fields, F. Mienaltowski, A., & Seay, R. B. (2007). Age differences in everyday problem-solving effectiveness: Older adults select more effective strategies for interpersonal problems. The Journals of Gerontology: Series B, Psychological Sciences and Social Sciences, 62(1), 61-64.

Borella, E., Carretti, B., & De Beni, R. (2008). Working memory and inhibition across the adult life-span. Acta Psychologica, 128(1), 33-44.

Braver, T. S., Satpute, A. B., Rush, B. K., Racine, C. A., Barch, & Deanna, M. (2005). Context processing and context maintenance in healthy aging and early stage dementia of the Alzheimer's type. Psychology and Aging, 20(1), 33-46.

Burton, C. L., Strauss, E., Hultsch, D. F., & Hunter, M. A. (2009). The relationship between everyday problem solving and inconsistency in reaction time in older adults. Neuropsychology, Development, and Cognition, Section B: Aging, Neuropsychology and Cognition, 16(5), 607-632.

Chen, X., Hertzog, C., & Park, D. C. (2017). Cognitive predictors of everyday problem solving across the lifespan. Gerontology, 63(4), 372-384.

Chow, T. W., Binns, M. A., Freedman, M., Stuss, D. T., Ramirez, J., Scott, C. J., & Black, S. (2006). Overlap in frontotemporal atrophy between normal aging and patients with frontotemporal dementias. Alzheimer Disease and Associated Disorders, 22(4), 327-335.

Conley, D., & Yeung, W. J. (2005). Black-white differences in occupational prestige: Their impact on child development. American Behavioral Scientist, 48(9), 1229-1249.

Connor, L. T., Spiro, A. III, Obler, L. K., & Albert, M. L. (2004). Change in object naming ability during adulthood. Journal of Gerontology Series B: Psychological Sciences and Social Sciences, 59(5), 203-209.

Craik, F. I., Bialystok, E., & Freedman, M. (2010). Delaying the onset of Alzheimer's disease: Bilingualism as a form of cognitive reserve. Neurology, 75(19), 1726-1729.

Dennis, N. A., & Cabeza, R. (2008). Neuroimaging of healthy cognitive aging. In F. I. Craik & T. A. Salthouse (3rd ed.), The handbook of aging and cognition (pp. 2001-2054). New York: Psychology Press.

Doumas, M., Rapp, M. A., & Krampe, R. T. (2009). Working memory and postural control: Adult age differences in potential for improvement, task priority, and dual tasking. The Journals of Gerontology: Series B, Psychological Sciences and Social Sciences, 64B(2), 193-201.

Edwards, J. D., Valdés, E. G., Peronto, C., Castora-Binkley, M., Alwerdt, J., Andel, R., & Lister, J. J. (2015). The efficacy of in sight cognitive training to improve useful field of view performance: A brief report. The Journals of Gerontology: Series B, Psychological Sciences and Social Sciences, 70(3), 417-422.

Emery, L., Hale, S., & Myerson, J. (2008). Age differences in proactive interference, working memory, and reasoning. Psychology and Aging, 23(3), 634-645.

Filoteo, J. V., & Maddox, W. T. (2004). A quantitative model-based approach to examining aging effects on information-integration category learning. Psychology and Aging, 19(1), 171-182.

Gelber, R. P., Petrovitch, H., Masaki, K. H., Abbott, R. D., Ross, G. W., Launer, L. J., & White, L. R. (2012). Lifestyle and the risk of dementia in Japanese-American men. Journal of the American Geriatrics Society, 60(1), 118-123.

German, T. P., & Hehman, J. A. (2006). Representational and executive selection resources in 'theory of mind': Evidence from compromised belief-desire reasoning in old age. Cognition, 101(1), 129-152.

Gilhooly, M. L. (2007). Real-world problem solving and quality of life in older people. British Journal of Health Psychology, 12(Pt 4), 587-600.

Glymour, M. M., & Manly, J. J. (2008). Lifecourse social conditions and racial and ethnic patterns of cognitive aging. Neuropsychology Review, 18(3), 223-254.

Goral, M., Clark-Cotton, M., Spiro, A. III, Obler, L. K., Verkuilen, J., & Albert, M. L. (2011). The contribution of set switching and working memory to sentence processing in older adults. Experimental Aging Research, 37(5), 516-538.

Göthe, K., Oberauer, K., & Kliegl, R. (2007). Age differences in dual-task performance after practice. Psychology and Aging, 22(3), 596-606.

Gudjonsson, G. H., Sigurdsson, J. F., Eyjolfsdottir, G. A., Smari, J., & Young, S. (2009). The relationship between satisfaction with life, ADHD symptoms, and associated problems among university students. Journal of Attention Disorders, 12(6), 507-515.

Healey, M. K., Campbell, K. L., & Hasher, L. (2008). Cognitive aging and increased distractibility: Costs and potential benefits. Progress in Brain Research, 169, 353-363.

Hitch, G. J., Towse, J. N., & Hutton, U. (2001). What limits children's working memory span? Theoretical accounts and applications for scholastic development. Journal of Experimental Psychology: General, 130(2), 184-198.

Hogan, M. J., Kelly, C. A., & Craik, F. I. (2006). The effects of attention switching on encoding and retrieval of words in younger and older adults. Experimental Aging Research, 32(2), 153-183.

Hummert, M. L., Garstka, T. A., Ryan, E. B., & Bonnesen, J. L. (2004). The role of age stereotypes in interpersonal communication. In J. F. Nussbaum, & J. Coupland (Eds.), Handbook of communication and aging research (2nd ed.) (pp. 91-114). Mahwah, NJ: Lawrence Erlbaum Associates Publishers.

Johnson, D. K., Storandt, M., Morris, J. C., & Galvin, J. E. (2009). Longitudinal study of the transition from healthy aging to Alzheimer disease. Archives of Neurology, 66(10), 1254-1259.

Jonker, C., Geerlings, M. I., & Schmand, B. (2000). Are memory complaints predictive for dementia? A review of clinical and population based studies. International Journal of Geriatric Psychiatry, 15(11), 983-991.

Kemper, S., & McDowd, J. (2006). Eye movements of young and older adults while reading with distraction. Psychology and Aging, 21(1), 32-39.

Kemper, S., Schmalzried, R., Hoffman, L., & Herman, R. (2010). Aging and the vulnerability of speech to dual task demands. Psychology and Aging, 25(4), 949-963.

Kemper, S., Thompson, M., & Marquis, J. (2001). Longitudinal change in language production: Effects of aging and dementia on grammatical complexity and propositional content. Psychology and Aging, 16(4), 600-614.

Kumar, R., Koirala, P., & Tiwari, S. C. (2015). Higher mental functioning in dementia: A status assessment. Journal of Geriatric Mental Health, 2(1), 42-45.

Lachman, M. E., & Andreoletti, C. (2006). Strategy use mediates the relationship between control beliefs and memory performance for middle-aged and older adults. The Journals of Gerontology: Series B, 61(2), 88-94.

Lemons, P. P., & Lemons, J. D. (2013). Questions for assessing higher-order cognitive skills: It's not just Bloom's. CBE Life Sciences Education, 12(1), 47-58.

Lewandowski, L. J., Lovett, B. J., Codding, R. S., & Gordon, M. (2008). Symptoms of ADHD and academic concerns in college students with and without ADHD diagnoses. Journal of Attention Disorders, 12(2), 156-161.

Li, S. C. (2005). Neurocomputational perspectives linking neuromodulation, processing noise, representational distinctiveness, and cognitive aging. In R. Cabeza, L. Nyberg, & D. Park (Eds.), Cognitive neuroscience of aging: Linking cognitive and cerebral aging (pp. 354-379). New York: Oxford University Press.

Li, S. C., Lindenberger, U., & Frensch, P. A. (2000). Unifying cognitive aging: From neuromodulation to representation to cognition. Neurocomputing: An International Journal, 32-33, 879-890.

Lindwall, M., Cimino, C. R., Gibbons, L. E., Mitchell, M. B., Benitez, A., Brown, C. L., & Piccinin, A. M. (2012). Dynamic associations of change in physical activity and change in cognitive function: Coordinated analyses of four longitudinal studies. Journal of Aging Research, 2012, 1-12.

Madden, D. J., & Langley, L. K. (2003). Age-related changes in selective attention and perceptual load during visual search. Psychology and Aging, 18(1), 54-67.

Matthews, F. E., Arthur, A., Barnes, L. E., Bond, J., Jagger, C., Robinson, L., …, & the Medical Research Council Cognitive Function and Ageing Collaboration (2013). A two-decade comparison of prevalence of dementia in individuals aged 65 years and older from three geographical areas of England: Results of the cognitive function and ageing study I and II. Lancet, 382(9902), 1405-1412.

McDowd, J., Hoffman, L., Rozek, E., Lyons, K. E., Pahwa, R., Burns, J., & Kemper, S. (2011). Understanding verbal fluency in healthy aging, Alzheimer's disease, and Parkinson's disease. Neuropsychology, 25(2), 210-225.

Mienaltowski, A. (2011). Everyday problem solving across the adult life span: Solution diversity and efficacy. Annals of the New York Academy of Sciences, 1235, 75-85.

Mitchell, M. B., Cimino, C. R., Benitez, A., Brown, C. L., Gibbons, L. E., Kennison, R. F., …, & Piccinin, A. M. (2012). Cognitively stimulating activities: Effects on cognition across four studies with up to 21 years of longitudinal data. Journal of Aging Research, 2012(5), 1-12.

Murphy, D. R., Daneman, M., & Schneider, B. A. (2006). Why do older adults have difficulty following conversations? Psychology and Aging, 21(1), 49-61.

Ofcom (2013). Ofcom's tenth annual communications market report (August). UK, Ofcom.

Raz, N. (2005). The aging brain observed in vivo: Differential changes and their modifiers. In R. Cabeza, L. Nyberg, & D. Park (Eds.), Cognitive neuroscience of aging: Linking cognitive and cerebral aging (pp. 19-57). New York: Oxford University Press.

Riby, L. M., Perfect, T. J., & Stollery, B. T. (2004). The effects of age and task domain on dual task performance: A metaanalysis. European Journal of Cognitive Psychology, 16(6), 863-891.

Rovio, S., Kareholt, I., Helkala, E. L., Viitanen, M., Winblad, B., Tuomilehto, J., & Kivipelto, M. (2005). Leisure-time physical activity atmidlife and the risk of dementia and Alzheimer's disease. Lancet Neurology, 4(11), 705-711.

Salthouse, T. A. (2000). Item analyses of age relations on reasoning tests. Psychology and Aging, 15(1), 3-8.

Scholtissen-In de Braek, D. M., Hurks, P. P., van Boxtel, M. P., Dijkstra, J. B., & Jolles, J. (2011). The identification of attention complaints in the general population and their effect on quality of life. Journal of Attention Disorders, 15(1), 46-55.

Singh-Manoux, A., Kivimaki, M., Glymour, M. M., Elbaz, A., Berr, C., Ebmeier, K. P., …, & Dugravot, A. (2012). Timing of onset of cognitive decline: Results from Whitehall II prospective cohort study. British Medical Journal, 344, 1-8.

Smith, J. D., & Minda, J. P. (2001). Journey to the center of the category: The dissociation in amnesia between categorization and recognition. Journal of Experimental Psychology: Learning, Memory, and Cognition, 27(4), 984-1002.

Southwood, M. H., & Dagenais, P. (2001). The role of attention in apraxic errors. Clinical Linguistics and Phonetics, 15(1-2), 113-116.

Tun, P. A., McCoy, S., & Wingfield, A. (2009). Aging, hearing acuity, and the attentional costs of effortful listening. Psychology and Aging, 24, 761-766.

Tun, P. A., O'Kane, G., & Wingfield, A. (2002). Distraction by competing speech in young and older adult listeners. Psychology and Aging, 17(3), 453-467.

Verhaeghen, P., Steitz, D. W., Sliwinski, M. J., & Cerella, J. (2003). Aging and dual-task performance: A meta-analysis. Psychology and Aging, 18(3), 443-460.

Vohn, R. (2008). Functional networks of within-and cross-modal divided attention. Rheinisch-Westfälischen Technischen Hochschule Aachen, Philosophie genehmigte Dissertation.

Volkow, N. D., Chang, L., Wag, G. J., Fowler, J. S., Lenoido-Yee, M., Franseschi, D., ···, & Pappas, N. (2000). Association between age-related decline in brain dopamine activity and impairment in frontal and cingulated metabolism. American Journal of Psychiatry, 157(1), 75-80.

Waters, G. S., & Caplan, D. (2001). Age, working memory, and on-line syntactic processing in sentence comprehension. Psychology and Aging, 16(1), 128-144.

Wingfield, A., Tun, P. A., & McCoy, S. L. (2005). Hearing loss in older adulthood: What it is and how it interacts with cognitive performance. Current Directions in Psychological Science, 14(3), 144-148.

Yogev-Seligmann, G., Hausdorff, J. M., & Giladi, N. (2008). The role of executive function and attention in gait. Movement Disorders, 23(3), 329-342.

노화와 의사소통

Chapter 03

03 노화와 의사소통

나이가 들수록 언어와 의사소통 기능이 변화한다. 언어적 경험과 지식이 축적되면서 친숙도가 높아지고 활용이 다양화되기도 한다. 반면 주의력, 작업기억, HOC 등 관련된 인지 기능의 변화에 따라 의미적 적절성과 처리의 효율이 떨어질 수 있다.

본 장에서는 노화가 언어의 어휘-의미, 형태-구문, 음운-조음, 화용, 읽기 및 쓰기 측면에 미치는 영향을 상세히 살펴본다. 이를 토대로 인지와 의사소통 간의 상관성을 알아본 후 상호 연계된 요소와 예측변인을 논의하고자 한다.

1. 노화와 어휘-의미

보편적으로 노인은 부정확한 어휘를 산출하고, 오류에 대한 자가수정 능력이 떨어지는 경향이 있다(Forbes-McKay & Venneri, 2005). 장년층에 비해 어휘를 산출하기 위한 반응시간도 길 뿐 아니라 문장 내에 쉼(pause)이 자주 반복된다(김보선, 이미숙, 2019a).

어휘-의미적 차원에서 낱말 찾기 어려움(word-finding difficulties)은 매우 중요한 임상적 징후이다. Mitchell(2008)에 따르면 자발화를 산출할 때 나타나는 낱말 찾기 어려움은 노인의 주관적 인지장애(subjective cognitive complaints: SCC)와 MCI를 감별하는 주요 언어 증상이다. 또 MCI, AD와 같은 신경학적 질환군과 정상 노인군 간의 뚜렷한 변별 요인이기도 하다(Nestor et al., 2003).

낱말 찾기 어려움은 노인의 이름대기 능력에 영향을 미친다. 이름대기 과제는 연령 효과가 가장 크게 나타나는 영역 중 하나이다(Maseda et al., 2014). 노인은 이름대기를 수행할 때 목표어와 의미적으로 연관된 어휘를 산출하며, 부정확하고 느리게 반응한다. 즉 의미적인 접근은 가능하나 사물이나 사람의 이름을 산출하는 데 있어 처리의 효율성이 떨어진다(이미숙, 김수련, 2020; Juncos-Rabadán, Pereiro, & Rodríguez, 2005). 노인의 자발화에서 자주 관찰되는 설단(tip-of-the-tongue) 현상도 이름대기장애와 관련된다(Burda, 2011). 그러나 이름대기의 연령 효과에 대한 이견도 있다. 예컨대, 대면이름대기는 과제의 유형, 친숙도, 자극의 종류 등에 따라 수행력이 다를 수 있다.

노화가 단어유창성(word fluency)에 미치는 영향은 언어 지식 자체의 손실이 아닌 전반적인 정보 처리 과정의 결함으로 접근해야 한다. 즉 정보 처리 과정의 결함으로 인해 작업기억이 저하됨으로써 단어를 산출하기가 어려워진다(de Paula & Malloy-Diniz, 2013; Vukovic, Vuksanovic, & Vukovic, 2008). 예를 들어, 노화로 인해 작업기억이 떨어지면 어휘의 양이 적고 전형성이 부족하며, 효율적으로 연상하기 위한 반응 전략이 미숙하다(Unsworth, Spillers, & Brewer, 2012).

노인의 연령에 따라 단어유창성의 수행력이나 양상이 다르게 나타나기도 한다. 70대에 비해 80대 노인은 의미적 유창성 과제를 수행할 때 양 반구의 여러 영역에 걸쳐 뉴런이 활성화되며, 영역들 간의 활성화 수준이 높은 상관성을 보인다(이미숙, 김수련, 2020). 이는 과제와 관련된 영역을 선택적으로 활성화하거나 불필요한 부분을 억제하는 능력이 떨어지기 때문이다. 또 청년층은 보속과 삽입이 거의 없는 반면, 노년층은 정확도가 낮고 보속과 삽입이 빈번하다(McDowd et al., 2011). 이는 노화가 작업기억 용량과 집행기능에 영향을 미치기 데 기인한다(이미숙, 김수련, 2020). 즉 작업기억과 집행기능이 떨어지면 주의가 산만해질 뿐 아니라 과제의 전환 능력이 떨어진다. 나이가 들수록 의미적 및 음운적 단어유창성을 포함한 이름대기 능력이 낮아지는 것은 이러한 이유 때문이다.

노인의 이름대기 능력은 임상적 차원에서 매우 중요하다. 어휘–의미적 처리 능력을 파악하는 데 유용하므로 노화의 정도와 신경학적 질환을 진단하는 데 활용할 수 있다. 예를 들어, 노인의 의미적 및 음운적 단어유창성은 작업기억 용량, 대면이름대기, 주의력, 인지 처리 속도, 집행기능과 상관성이 크다(이미숙, 김보선, 2019a). 또 정상 노년층은 AD로 진전되기 9년 전부터 단어유창성이 떨어진다는 보고도 많다(Auriacombe et al., 2006; Hodges, Erzinçlioglu, & Patterson, 2006). 그림 3-1은 노인과 AD 환자의 의미적 및 음운적 단어유창성에 대한 수행력을 비교한 그래프이다. 표 3-1에서는 노인의 단어유창성과 인지-언어 능력 간의 상관성을 영역별로 수치화하여 나타내었다.

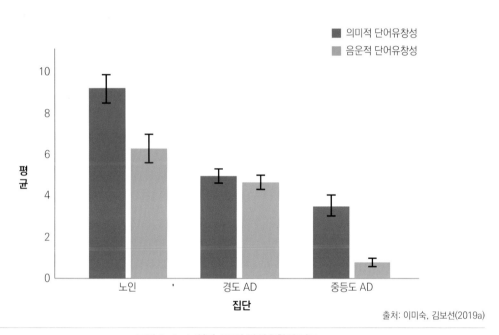

그림 3-1. 노인과 AD의 단어유창성 비교

표 3-1 노인의 단어유창성과 인지-언어 간 상관성

	의미적 단어유창성	음운적 단어유창성
작업기억 용량	.868**	.806**
대면이름대기	.874**	.803**
주의력	.665**	.663**
처리 속도	-.821**	-.745**
집행기능	-.877**	-.805**

** *p* < .01

출처: 이미숙, 김보선(2019a)

2. 노화와 형태-구문

노인은 구문적으로 복잡한 문장을 산출하는 능력이 제한적이다. 이로 인해 문장의 구문 구조가 단순하고 삽입어와 문장 분절 등이 빈번하다. 복잡성의 지표인 문법형태소, 겹문장, 문장 간 관계성의 측면에서도 단순화되는 경향이 있다(이미숙, 김향희, 2005). 특히 자발화에 사용된 어휘의 수가 많을수록 구문 오류의 비중이 증가한다(Altmann, Kempler, & Andersen, 2001).

노인의 형태-구문적 변화는 연령이나 교육수준에 따라 다르다. 이는 70대 중반부터 더욱 심화된다(Kemper, Marquis, & Thompson, 2001). 문해 능력과 같은 변인도 구문적 양상에 영향을 미친다. 예컨대, 60~80대의 비문해, 반문해, 문해 노인은 활용어미의 다양도, 문장 내 구조, 문장 내 산출성 등 구문 구조의 복잡성 지표가 다르게 나타난다(이미숙, 김향희, 2005). 특히 최소종결단위당 단어수나 절당 단어수와 같은 문장 내 산출성은 세 집단을 판별하는 데 유용한 지표이다. 표 3-2는 노인의 문해 능력에 따른 활용어미의 다양도와 문장 내 구조를 수치화하여 비교한 자료이다.

그러나 형태-구문 능력에 대한 연령 효과가 미미하다는 견해도 있다(Davidson, Zacks, & Ferreira, 2003). MCI와 AD에 대해서도 이러한 이견이 존재하는데, 어휘적 측면에 비해 형태-구문적 오류가 상대적으로 적고 대명사, 조동사, 전치사, 문법적 변형이 대체로 보존된다는 데 근거한다(Altmann, Kempler, & Andersen, 2001). 특히 AD가 어느 정도 진행된 단계에서도 구문 구조의

표 3-2 노인의 문해능력에 따른 활용어미의 다양도 및 문장 내 구조 비교

과제	지표	비문해-반문해		비문해-문해		반문해-문해	
		평균차	유의도	평균차	유의도	평균차	유의도
단일그림	종결어미 유형수	−0.300	0.168	−0.600	0.002*	−0.300	0.168
	비종결어미 유형수	−1.700	0.000*	−2.200	0.000*	−0.500	0.100
연결그림	종결어미 유형수	−0.250	0.240	−0.850	0.000*	−0.600	0.001*
	비종결어미 유형수	−1.050	0.000*	−1.600	0.000*	−0.550	0.025*
단일그림	최소종결단위당 종속절수	−0.110	0.022*	−0.200	0.000*	−0.090	0.074
	최소종결단위당 안긴절수	−0.210	0.001*	−0.375	0.000*	−0.165	0.013*
연결그림	최소종결단위당 종속절수	−0.250	0.056	−0.631	0.000*	−0.381	0.002*
	최소종결단위당 안긴절수	−0.195	0.102	−0.674	0.000*	−0.479	0.000*

활용어미의 다양도: 종결어미 유형수/비종결어미 유형수, 문장 내 구조: 최소종결단위당 종속절수/최소종결단위당 안긴절수

* $p < .05$

출처: 이미숙, 김향희(2005)

범위와 복잡성이 유지되고 구문 오류에 대한 자가수정 능력이 보존된다는 주장도 있다(Kavé & Levy, 2003). 노화로 인한 형태-구문 측면의 변화는 다양한 변수와 사례를 고려한 추가적인 연구가 요구된다.

3. 노화와 음운-조음

노화와 음운-조음에 관한 연구는 상대적으로 매우 드물다. 노인의 자발화에는 반복과 비구어가 많은 편인데, 이러한 양상은 주로 음운적 결함과 연관된다(이미숙, 김향희, 2011a). 그러나 음운 및 조음 측면의 변화는 음운과 조음 간의 상관성, 개인 차이, 음운-조음 영역의 특수성 등 여러 가지 변수가 개입된다(Croot et al., 2000).

정상 노인에 비해 MCI나 AD는 음운-조음적 오류가 더 빈번하다. 이는 노화와 신경학적 질환 간의 변별 요인이 될 수 있다. 예를 들어, MCI는 음운 변형이 복잡할수록 오류가 증가하며, 변이적이고 분절적인 조음을 산출하는 경향이 있다(Müller & Guendouzi, 2005). AD는 조음기관의 운동성이 떨어지고 음운적 노력을 많이 요한다. 음운착어와 첫 음절 오류가 빈번하며, 경도에서 중등도로 갈수록 음운에 대한 접근성이 떨어진다(Hoffmann et al., 2010).

반면 노화뿐 아니라 신경학적 질환의 경우에도 음운-조음 능력이 비교적 보존된다는 견해도 많다(DeLisa, Gans, & Walsh, 2004; Müller & Guendouzi, 2005). 이는 노화와 음운-조음 간의 상관성에 관해 보다 심화된 연구가 필요함을 의미한다.

4. 노화와 화용언어

화용언어는 청각적 정보의 이해 및 처리 속도, 작업기억, 집행기능 등과 광범위하게 연계되므로 연령 효과가 크게 작용하는 영역이다(이미숙, 2017; Thompson-Schill, 2002). 특히 담화는 언어의 의미와 구문, 화용 측면을 통합적으로 반영하므로 작업기억에 크게 의존한다(이미숙, 김보선,

2020a; Borella, Carretti, & De Beni, 2008). 따라서 작업기억이 낮을수록 담화를 통한 적절한 정보 전달과 효율적인 의사소통이 어려워진다. 이로 인해 대화 주제가 일관적으로 유지되지 않고 장황한 발화를 산출한다(Ruffman et al., 2010; Trunk & Abrams, 2009). 이 같은 양상은 75세를 기점으로 더욱 악화된다(Marini et al., 2005).

노화는 사회적 의사결정이나 문제해결에도 부정적으로 작용하는데, 이는 화용언어 능력에도 영향을 미친다. 즉 판단의 일관성을 유지하기가 어렵고 상징 언어나 사회적 및 기능적 의사소통이 저하된다(MacPherson, Phillips, & Della Sala, 2002). 상황에 맞는 대화를 지속할 수 없기 때문에 사회적 상호작용이 전반적으로 악화된다(Braver et al., 2005). 청년층에 비해 노인은 문맥이 복잡할수록 정보를 효율적으로 운용하지 못하고, 목표에 맞게 문맥을 순서화하기가 어렵다(이미숙, 2017; Braver et al., 2005). 나이가 들수록 적절한 정보에 대한 민감도가 낮아지기 때문이다.

노년층의 발화를 분석하면 보다 세부적인 변화를 파악할 수 있다(글상자 3-1). 중고령층과 초고령층을 대상으로 특정 주제에 대해 말하기, 그림 설명하기 등의 담화 과제를 시행한 결과, 발화의 통일성보다 명제밀도의 측면에서 집단 간의 차이가 더 크게 나타났다(김보선, 이미숙, 2019b). 즉 주제를 유지하는 정도를 반영하는 통일성은 연령 효과가 없지만, 효율성을 나타내는 명제밀도는 연령의 영향을 받는다. 이밖에 노인의 담화와 상관성을 갖는 인지-언어 능력은 표 3-3에 제시하였다.

표 3-3 노인의 담화와 인지-언어 능력 간 상관성

	전반적 인지	단어유창성	대면이름대기
통일성	0.506*	0.272	0.554*
명제밀도	0.360	-0.259	0.303

*$p < .05$ 　　　　　　　　　　　　　　　　　　　　　　　　　출처: 김보선, 이미숙(2019a)

글상자 3-1. 노인 담화의 예시

과제: 이야기 다시 말하기(이미숙, 김보선, 2019b)

갑자기 이가 아파 숟가락을 내려놓게 되면 이는 대개 충치 때문이다. 단 것을 좋아하는 세균이 입 안에 살면서 음식 찌꺼기를 먹고 '산'이라는 성분을 내뿜게 된다. 산은 딱딱한 이를 녹이는 성질이 있는데, 이러한 세균을 흔히 충치균이라고 한다. 충치균을 없애기 위해서는 올바른 양치질이 중요하며, 치약에 들어있는 '불소' 성분은 충치균이 뿜어낸 산이 이를 녹이지 못하게 하는 보호막의 역할을 한다.

반 응	
〈노인 1〉 78세, 남, 교육연수 12년	충치균이라 한다. 충치균은… 충치균은 이를 상하게 한다.
〈노인 2〉 79세, 남, 교육연수 13년	단 것을 먹으면은 충치균이 생기기 쉽다. 칫솔질을 잘 해가지고. 충치균을 잘 해가지고.
〈노인 3〉 80세, 남, 교육연수 6년	이빨이 아파 충치. 이가 해져서 밥을 못 먹는다. 그러면 치약을 성분이 있어 치약을 친다.
〈노인 4〉 80세, 남, 교육연수 9년	치약, 치약으로 이빨을 닦고 단 것을 먹질 않고. 치과를 가서 이빨 소지를 해야죠.
〈노인 5〉 84세, 남, 교육연수 12년	이를 안 닦으면 충치가 생긴다.
〈노인 6〉 75세, 여, 교육연수 6년	이를 야물게 닦아야지. 단 걸 안 먹고 단 걸 적게 먹고 이를 야물게 닦고. 그러면 그러잖아 적게 먹고.
〈노인 7〉 77세, 여, 교육연수 0년	충치가 있어서 안 좋아서 치과에 갔다. 또 균이 많이 사니까 잘 이빨 닦아야 된다.
〈노인 8〉 81세, 여, 교육연수 9년	숟가락을 들어 밥을 먹다가 숟가락을 놓는 순간 이거는 충치 때문 아니야. 그 충치를 치약으로 칫솔질… 칫솔 치약에는 산이 들어 있어. 그래서 칫솔질을 잘해야 되고 그런데… 충치를 해결을 하려면은 칫솔질을 잘해야 된다. 치약에는 뭐가 들어있다 했는데.
〈노인 9〉 83세, 여, 교육연수 9년	이빨이 아파서 밥숟가락을 내려놨는데. 이빨 충치균이 충치가 균을 나쁘게 한다고.

노인은 담화뿐 아니라 은유, 모순, 속담, 반어, 역설, 관용구와 같은 비유언어를 해석하고 표현하는 데 어려움을 보인다(이미숙, 김향희, 2012; Uekermann, Thoma, & Daum, 2008). 비유언어를 해석할 때 장황하고 이야기 중심적인 반응이 많으며, 정보를 지나치게 일반화하는 경향을 보인다(이미숙, 2017; Treitz, Heyder, & Daum, 2007). 나이가 들수록 속담, 관용구 등에 대한 친숙도는 높아지는 반면 이를 이해하는 능력은 떨어진다(Uekermann, Thoma, & Daum, 2008).

노인의 비유언어 이해는 주의력, 작업기억, 화용적 추론, 집행기능과 같은 인지 영역과 상관성이 크다(이미숙, 김보선, 2018). 특히 노인의 연령에 따라 차이가 있는데, 65~74세의 연소 노인은 속담과 이름대기, 비유와 분리주의력, 비유와 집행기능 간에 상관성이 있다. 75~84세의 중고령 노인은 속담과 집행기능, 비유와 단어유창성, 관용구와 단어유창성이 연관되며, 75세 이상의 초고령 노인은 분리주의력과 속담의 이해가 높은 상관성을 갖는다. 노인의 연령에 따라 비유언어 이해의 차이를 분석한 결과는 그림 3-2에 제시하였다.

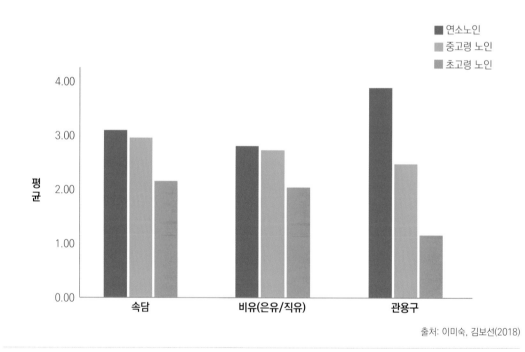

출처: 이미숙, 김보선(2018)

그림 3-2. **노인의 연령별 비유언어 이해**

화용언어의 연령 효과에 대한 이견도 있다. 상황에 맞게 문맥을 유지하는 능력은 비교적 높은 연령대까지 보존되며, 수행력이 저하되어도 일정 시점에 이른 후에는 연령 효과가 미미하다는 보고도 있다(이미숙, 김향희, 2011a). 상황에 맞는 전략을 유연하게 활용함으로써 손상된 능력을 보완하기도 한다. 예를 들어, 노인은 쉼과 같은 지연 전략을 통해 문맥을 유지하려는 경향이 있다 (McDaniel et al., 2003). 이야기를 산출할 때 복합적인 의미의 동사를 적절히 혼용하는 전략이 동원되기도 한다(Kim & Thompson, 2004).

5. 노화와 읽기 및 쓰기

읽기와 쓰기는 교육수준이나 문해 능력에 크게 좌우된다. 연령도 읽기 및 쓰기 능력의 변인 중 하나이다. 노화로 인한 인지-언어 능력의 변화는 다양한 방식으로 읽기와 쓰기에 관여한다.

노화로 인해 청각적 및 시각적 주의력이 떨어지면 읽기 수행력이 제한된다. 예를 들어, 청년층은 주의력을 방해하는 요소가 있을 경우 과제와 연관될지라도 이를 무시할 수 있다. 반면 노년층은 방해 요인을 억제하기가 어려워 읽기 속도와 이해력이 낮아지고 내용을 왜곡한다. 지각적 결함도 글자체의 변화를 탐지하는 데 영향을 미친다(Kemper & McDowd, 2006). 목표어와 방해 요인을 변별하기 어려운 노인은 의미 및 구문 처리에 의존해 판단하므로 처리 속도가 지연되고 추가적인 노력이 요구된다. 이로 인해 읽기 속도와 이해력이 모두 떨어진다. 반면 글을 소리 내어 읽는 음독 능력은 노화에 덜 민감하다. 이는 AD의 후기 단계까지도 비교적 보존된다.

쓰기의 경우 보다 다양한 변인이 작용한다. 규칙 및 불규칙 단어, 비단어 등 단어의 유형, 노화나 신경학적 질환의 유형, 받아쓰기 및 그림 보고 쓰기 등 과제의 유형이 쓰기에 영향을 줄 수 있다. 예컨대, 연상되는 생각을 쓰거나 글에서 읽은 지문을 보고 베껴 쓰는 과제의 경우 어휘-의미 능력이 크게 작용한다. 이들 과제는 실제로 대면이름대기 및 단어유창성 능력과 상관성이 크다(김보선, 이미숙, 2019b).

신경학적인 변화로 쓰기의 구문적 복잡성이 감소하고 정보 단위가 적은 문장을 산출하기도 한다(Forbes-McKay, Shanks, & Venneri, 2014). 글자의 오류나 불분명한 어구가 사용되기도 한다. 그러나 맞춤법, 규칙적인 단단어 및 비단어, 고빈도어 쓰기 등의 수행력은 비교적 유지된다. 글상자

3-2와 글상자 3-3은 두 유형의 쓰기 과제에서 노인이 수행한 예시들이다.

글상자 3-2. **노인의 쓰기 수행 예시 I**

과제: '날씨나 기분'에 관해 쓰기
(Korean Mini-Mental State Examination: K-MMSE)

반 응

〈노인 1〉 75세, 남, 교육연수 1년	오늘 기부이조 다
〈노인 2〉 77세, 남, 교육연수 12년	오늘 날씨가 어쩐지 몸더럽다
〈노인 3〉 90세, 남, 교육연수 6년	기분 조 타
〈노인 4〉 75세, 여, 교육연수 6년	오늘 날시 많은
〈노인 5〉 95세, 여, 교육연수 12년	오늘 기분 아주조히 안음

글상자 3-3. 노인의 쓰기 수행 예시 II

과제: 받아쓰기(이미숙, 김보선, 2019b)

발 없는 말이 천리 간다

반 응

〈노인 1〉
80세, 남, 교육연수 6년

〈노인 2〉
80세, 남, 교육연수 9년

〈노인 3〉
75세, 여, 교육연수 6년

〈노인 4〉
77세, 여, 교육연수 0년

〈노인 5〉
84세, 여, 교육연수 2년

6. 인지와 의사소통의 상관성

인지와 의사소통 능력은 노화로 인한 변화를 예측하는 데 있어 상호 연계적으로 작용한다(표 3-4). 실제로 노년층을 변별하는 인지-언어의 하위 영역으로 문제해결력, 시지각력, 기억력, 비유언어 이해, 대면이름대기, 단어유창성, 집행기능 등이 꼽힌다(이미숙, 2017). Soares 등(2014)은 대면이름대기, 단어유창성, 이야기, 화용언어(은유, 화행, 운율, 담화) 등의 언어 능력, 그리고 작업기억, 계획화, 주의력, 시공간력과 같은 인지 능력이 노인을 변별하는 데 유용하다고 제안하였다. 그림 3-3은 노화를 예측하는 인지-언어 능력을 각각의 상대적인 기여도에 따라 제시한 그래프이다.

집행기능은 주의력을 요하는 시각적 정보를 조작하거나 구어 정보를 처리할 때 핵심적으로 관여한다(이미숙, 2016; Ferreira et al., 2015). 대면이름대기는 전두엽 연합 영역에서 고차원적 집행기능이 활성화되는 것과 연관된다. 평균 연령이 74세인 노인 집단의 대면이름대기가 주의력과 집행기능을 민감하게 반영한다는 연구 결과도 있다(이미숙, 2017).

시지각력을 기반으로 인지와 의사소통 간의 상관성이 논의되기도 한다. 노인의 시지각력 문제는 언어적 의미를 해석하는 데 부정적으로 작용하는데, 특히 80세 이상의 초고령층은 시지각력의 결함으로 맥락에 대한 이해력이 매우 낮다(Maseda et al., 2014). 이는 HOC와 지각적 처리의 부담이 커지면서 의미적 오류가 더 빈번해지기 때문이다. 예를 들어, 시각적 처리와 집행기능이 연계되면 비유언어의 이해를 방해할 수 있다(Tisserand & Jolles, 2003).

기억력과 문제해결력을 반영하는 의사소통 영역으로 단어유창성을 들 수 있다. 단어유창성은

표 3-4 의사소통 문제 및 연관된 인지 결함

의사소통 문제	연관된 인지적 결함
확장된 문맥에 대한 이해 능력 저하 조직화된 담화 산출의 어려움	조직화 능력 저하
구어 및 읽기 처리 속도 지연	정보 처리 속도 지연
제한된 시간 내 단어 인출 저하	기억력 저하
새로운 단어나 외국어 학습 능력 저하	새로운 학습 능력 저하
언어적 추상화 및 추론 속도 지연	추론력 저하
화용 능력 저하	사회적 행동 유지의 어려움

출처: 이미숙, 김향희(2011b)

군집화와 전환이라는 두 가지 인지 처리에 기반한다(Maseda et al., 2014). 군집화는 의미적 또는 음운적 하위 범주 내에서 단어를 산출하는 능력이며, 전환은 군집 간의 전이를 수행하는데 관여한다. 노화는 의미적 접근과 관련된 구어 처리의 효율성을 낮춘다. 이처럼 의미기억 내에서 개념적 지식을 처리하는 데 어려움이 클수록 단어유창성은 저하된다(Reilly et al., 2011). 즉 의미기억, 작업기억, HOC 등이 연계된 복합적인 신경망(neural networks)을 통해 단어유창성이 활성화되므로 노인의 다양한 인지 능력을 예측하는 데 유용하다.

단어유창성이 문제해결력의 주요 예측 과제라는 점은 기억력과도 연관된다. 예를 들어, 미래계획기억(prospective memory)은 앞으로의 일에 대해 추측하고 계획하여 실행하는 능력으로, 이름대기나 문제해결력, 집행기능 등 노인의 언어-인지적 변화를 다각적으로 반영한다(Henry et al., 2004). 따라서 기억력, 문제해결력, 개념의 형성 및 추론, 의미 정보의 인출 등이 집행기능과 연계되어 노화의 예측변인으로 활용될 수 있다.

질문에 대답하기, 문장-그림 짝 맞추기 등 정보를 회상하거나 활용하는 과제는 기억 속에 보유하고 있는 정보를 처리하여 수행하는데, 이 과정에서 HOC나 작업기억과 같은 다영역적 인지가 음운 인식, 구어 회상의 정확도, 계산 및 언어 이해를 돕는다(이미숙, 김수련, 2020). 따라서 노화의 영향으로 HOC가 저하되면 이들이 원활히 처리되지 못한다(Borella, Carretti, & De Beni,

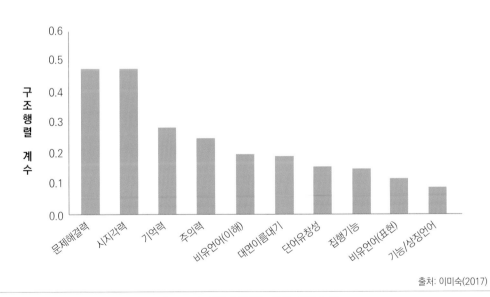

출처: 이미숙(2017)

그림 3-3. 노화를 예측하는 인지-언어 능력

2008). 여기에는 HOC와 연계된 다른 인지 능력도 작용한다. 예를 들어, 노인은 억제성 기제가 약화되면서 주의력이 현저히 낮아진다. 즉 무관한 사고, 개인적 관심사, 특정 연상 작용으로 인해 언어 이해나 회상 능력이 떨어진다. 또 하나의 과제에서 다른 과제로 빠르게 전환하기가 어려워 도식화된 해석에 그친다(이미숙, 김수련, 2020).

언어 이해가 어려운 노인일수록 목표에서 벗어난 장황한 발화를 산출한다. 주제와 무관하고 지나치게 많은 양의 발화는 모호하거나 제한적인 성격을 띠므로 의사소통의 효율성을 낮추고 상호작용의 질을 경감시킨다(Pushkar et al., 2000). HOC는 이러한 변화에 고루 관여한다. 예를 들어, HOC가 저하되면 의미적 및 음운적 단어유창성이나 대면이름대기에 어려움을 겪는다(이미숙, 김보선, 2019a). 또 문법적 복잡성과 내용의 적절성이 전제된 자발화를 산출하지 못한다(McDowd et al., 2011). 70대 중반의 노인은 구문적 복잡성과 명제의 내용이 부적절한 발화를 산출하는 경향이 있다(Kemper, Thompson, & Marquis, 2001).

단어 정의하기와 같은 산출 과제도 HOC를 포함한 인지-언어 능력에 좌우된다. 문장 수준의 의미론적 표현에 그치지 않고 단어의 의미 처리, 사물에 대한 의미 지식, HOC 등을 복합적으로 요하기 때문이다(Hough, 2007). 단어 정의는 HOC와 상위언어 능력, 의미론적 지식을 동시에 요한다는 점에서 노화로 인한 인지-언어적 변화를 예측하는 데 매우 유용하다.

읽기와 쓰기는 과제의 유형이나 방식에 따라 요구되는 기능과 영향이 다르다. 예를 들어, 소리 내어 읽기는 우울, 행복감, 운동 능력 등 정서 및 행동 측면이 관여된다(Billington et al., 2013). 또 집행기능의 탈억제, 환기(alert), 삶의 질, 회상, 발화의 정보 전달성, 어휘 산출 등이 작용하며, 사회적 접촉, 자아상의 회복과 같은 심리사회적 영향도 있다(김보선, 이미숙, 2019b; Longden et al., 2016). 쓰기 과제는 개념화나 의미 체계와 관련된다. 의미 체계의 개념 특이적 정보가 소실되면 쓰기를 제대로 수행할 수 없다(Hillis et al., 2004). 어휘 산출 능력을 향상시키기 위해 HOC와 언어 처리가 복합적으로 요구되는 단계적 중재법을 활용하는 것도 이러한 이유 때문이다.

화용언어는 HOC의 영향이 가장 큰 영역 중 하나이다. 은유, 속담, 관용구 등의 비유언어는 문자 그대로의 해석이 아닌 화용적 추론에 기반하여 해석한다. 이는 논리적 추론과 달리 언어의 의미를 맥락적으로 이해함으로써 드러나지 않은 화자의 의도를 파악하는 능력을 요한다(McDermott & Chan, 2006). 나이가 들면서 HOC가 떨어지면 의미적 부호화를 반복하기 때문에 억제 기능을 제대로 발휘할 수 없다. 이는 대안적 방안을 실행하지 못하게 함으로써 궁극적으로 화용적 추론을 어렵게 한다(이미숙, 김보선, 2018).

화용적 추론의 결함은 담화에도 반영된다. 담화의 산출에는 HOC와 언어의 통합적 측면이 광범위하게 관여하므로 노인의 인지-언어 능력을 민감하게 반영한다(이미숙, 김보선, 2020a). 담화를 산출하는 데 필요한 음운 지식, 의미적 효율성, 통사적 활용, 거시 구조의 정교화, 응집성 및 통일성, 정보 전달의 적절성 등은 HOC 기제에 기반한다. HOC의 손상으로 인지-언어 처리의 효율성이 저하되면 명제화된 정보를 담화 내에 조직하기가 어렵고, 주어진 주제와 상관성이 적은 담화를 산출한다(Kemper & Summer, 2001).

전술한 바와 같이 HOC는 의사소통의 다양한 영역에 포괄적으로 관여한다. 이러한 상관성 때문에 노화나 신경학적 질환의 초기부터 어휘-의미적 결함이 뚜렷이 나타난다. 예컨대, AD 초기의 발화에는 단순하고 자동화된 문장, 목표어를 대체하는 상위 범주의 어휘, 에두르기, 목표어와 무관한 어휘 등이 빈번하다. 즉 의미적 탐색이나 운영 과정에서 HOC가 미치는 부정적인 영향이 매우 크다. 65세 이상 노인의 HOC가 의사소통에 미치는 영향을 살펴본 연구에서도 언어 표현, 읽기 및 쓰기, 화용언어 등과 높은 상관성을 보였다(이미숙, 김보선, 2020b). 이렇듯 노화로 인해 HOC의 수행력이 떨어지면 언어 이해 및 표현, 화용 등 의사소통이 전반적으로 제한된다. 표 3-5는 노인의 HOC와 의사소통 간의 상관성을 MCI 및 AD와 비교한 결과이다.

언어 이해에 대한 HOC의 영향은 과제별로 상이하다. 예컨대, 의미망의 기능이 떨어지면 어휘 판단 과제에서 모호한 명사를 잘 처리하지 못한다(Taler & Jarema, 2006). 담화를 이해하지 못하면 요약, 주제, 교훈 등 핵심적 수준(gist-level)을 처리하는 데 어려움이 있다(Hudon et al., 2006). 조직화 능력이 떨어지면 내용을 순서화해 나열하거나 담화를 조직하여 산출할 수 없다. 의미를 처리하는 데 있어 의도성이나 자동성 여부가 개입되기도 한다. 즉 이름대기와 단어유창성은 의도적인 처리를 요하나, 어휘 판단 및 확인 과제는 보다 자동화된 처리가 필요하다.

표 3-5 노인과 신경학적 질환군의 HOC-의사소통 간 상관성

		의사소통			
		이해	표현	읽기/쓰기	화용언어
HOC	노인	0.306	0.440**	0.344*	0.504**
	MCI	0.920**	0.064	0.023	0.243
	AD	0.810**	0.738**	0.686**	0.595**

* *p*<.05, ** *p*<.01   출처: 이미숙, 김보선(2020b)

인지 능력을 예측하는 의사소통 영역은 노화의 정도와 신경학적 질환에 따라 다양하다. 특히 언어는 인지적 자원을 다양하게 요하는 복합적인 활동이므로 HOC를 포함한 인지의 하위 영역을 민감하게 반영한다. 인지와 의사소통 간의 상관성에 근거하여 노화를 예측하면 임상적으로 매우 유용하게 활용할 수 있다.

참고 문헌

김보선, 이미숙 (2019a). 중고령층과 초고령층 담화 산출의 통일성과 효율성 비교. Audiology and Speech Research, 15(1), 63-70.

김보선, 이미숙 (2019b). 읽기 및 쓰기 중재가 치매환자의 어휘산출 능력에 미치는 영향. 특수교육재활과학연구, 58(2), 217-236.

이미숙 (2016). 후천성 뇌손상 환자의 화용언어와 집행기능 간 상관성. 한국콘텐츠학회논문지, 16(5), 58-67.

이미숙 (2017). 노인의 인지능력에 대한 언어적 예측변인. 특수교육재활과학연구, 56(2), 237-262.

이미숙, 김보선 (2018). 연령층에 따른 노인의 비유언어 이해와 인지-언어 능력 간 상관성. 특수교육재활과학연구, 57(4), 115-137.

이미숙, 김보선 (2019a). 정상 노인과 치매 환자의 단어유창성 특성. Audiology and Speech Research, 15(2), 135-143.

이미숙, 김보선 (2019b). 인지-의사소통장애 간편검사(BCCD) 개발을 위한 예비연구. 특수교육재활과학연구, 58(4), 321-344.

이미숙, 김보선 (2020a). Transfer Effects of Working Memory Intervention on Linguistic Abilities in Patients with Dementia. Audiology and Speech Research, 16(1), 58-69.

이미숙, 김보선 (2020b). Higher order cognition and communication: A preliminary study for the development of Brief test of Cognitive-Communication Disorders. Audiology and Speech Reserch, 16(3), 236-244.

이미숙, 김수련 역 (2020). 의사소통장애: 정보 처리 접근. Peach, R. K. 외 공저. 서울: 학지사.

이미숙, 김향희 (2005). 문해능력에 따른 정상 노년층 자발화의 구문적 특성. Communication Sciences and Disorders,

10(2), 1-11.

이미숙, 김향희 (2011a). 정상 노년층, 경도인지장애, 알츠하이머성 치매의 언어 산출 특성. Dementia and Neurocognitive Disorders, 10(3), 69-79.

이미숙, 김향희 (2011b). 외상성 뇌손상 및 우반구 손상 환자의 인지-의사소통 능력 평가도구에 관한 문헌 고찰. 한국콘텐츠학회논문지, 11(4), 253-262.

이미숙, 김향희 (2012). 노년층의 인지-화용언어 능력 평가: 평가도구 및 내용타당도 연구 한국콘텐츠학회논문지, 12(5), 280-292.

Altmann, L. J. P., Kempler, D., & Andersen, E. S. (2001). Speech errors in Alzheimer's disease: Reevaluating morphosyntactic preservation. Journal of Speech Language and Hearing Research, 44(5), 1069-1082.

Auriacombe, S., Lechevalier, N., Amieva, H., Harston, S., Raoux, N., & Dartigues, J. F. (2006). A longitudinal study of qualitative features of category verbal fluency in incident Alzheimer's disease subjects: Results from the PAQUID study. Dementia and geriatric cognitive disorders. 21(4), 260-266.

Billington, J., Carroll, J., Davis, P., Healey, C., & Kinderman, P. (2013). A literature-based intervention for older people living with dementia. Perspectives in Public Health, 133(3), 165-173.

Borella, E., Carretti, B., & De Beni, R. (2008). Working memory and inhibition across the adult life-span. Acta Psychologica, 128(1), 33-44.

Braver, T. S., Satpute, A. B., Rush, B. K., Racine, C. A., & Barch, D. M. (2005). Context processing and context maintenance in healthy aging and early stage dementia of the Alzheimer's type. Psychology and Aging, 20(1), 33-46.

Burda, A. (2011). Verbal expression. In A. Burda (Ed.), Communication and swallowing changes in healthy aging adults (pp. 75-92). Sudbury, Massachusetts: Jones and Bartlett.

Croot, K., Hodges, J. R., Xuereb, J., & Patterson, K. (2000). Phonological and articulatory impairment in Alzheimer's disease: A case series. Brain and Language, 75(2), 277-309.

Davidson, D. J., Zacks, R. T., & Ferreira, F. (2003). Age preservation of the syntactic processor in production. Journal of Psycholinguistic Research, 32(5), 541-566.

DeLisa, J. A., Gans, B. M., & Walsh, N. E. (2004). Physical Medicine and Rehabilitation. Principles and Practice (4th ed.) (1035-1036). Philadelphia: Lippincott Williams and Wilkins.

de Paula, J. J., & Malloy-Diniz, L. F. (2013). Executive functions as predictors of functional performance in mild Alzheimer's dementia and mild cognitive impairment elderly. Estudos de Psicologia, 18(1), 117-124.

Ferreira, D., Correia, R., Nieto, A., Machado, A., Molina, Y., & Barroso, J. (2015). Cognitive decline before the age of 50 can be detected with sensitive cognitive measures. Psicothema, 27(3), 216-222.

Forbes-McKay, K. E., & Venneri, A. (2005). Detecting subtle spontaneous language decline in early Alzheimer's disease with a picture description task. Neurological sciences, 26(4), 243-254.

Forbes-McKay, K. E., Shanks, M. F., & Venneri, A. (2014). Charting the decline in spontaneous writing in Alzheimer's disease: A longitudinal study. Acta Neuropsychiatrica, 26(4), 246-252.

Henry, J. D., MacLeod, M. S., Phillips, L. H., & Crawford, J. R. (2004). A meta-analytic review of prospective memory and aging. Psychology and Aging, 19(1), 27-39.

Hillis, A. E., Chang, S., Breese, E., & Heidler, J. (2004). The crucial role of posterior frontal regions in modality specific components of the spelling process. Neurocase, 10(2), 175-187.

Hodges, J. R., Erzinçlioglu, S., & Patterson, K. (2006). Evolution of cognitive deficits and conversion to dementia in patients with mild cognitive impairment: A very long-term follow-up study. Dementia and Geriatric Cognitive Disorders, 21(5-6), 380-391.

Hoffmann, I., Nemeth, D., Dye, C. D., Pákáski, M., Irinyi, T., & Kálmán, J. (2010). Temporal parameters of spontaneous speech in Alzheimer's disease. International Journal of Speech-Language Pathology, 12(1), 29-34.

Hough, M. S. (2007). Incidence of word finding deficits in normal aging. Folia Phoniatrica et Logopaedica, 59(1), 10-19.

Hudon, C., Belleville, S., Souchay, C., Gely-Nargeot, M. C., Chertkow, H., & Gauthier, S. (2006). Memory for gist and detail information in Alzheimer's disease and mild cognitive impairment. Neuropsychology, 20(5), 566-577.

Juncos-Rabadán, O., Pereiro, A. X., & Rodríguez, M. S. (2005). Narrative speech in aging: Quantity, information content, and cohesion. Brain and Language, 95(3), 423-434.

Kavé G, & Levy Y. (2003). Morphology in picture descriptions provided by persons with Alzheimer's disease. Journal of Speech, Language, and Hearing Research, 46(2), 341-352.

Kemper, S, Marquis, J., & Thompson, M. (2001). Longitudinal change in language production: Effects of aging and dementia on grammatical complexity and propositional content. Psychology and Aging, 16(4), 600-614.

Kemper, S., & McDowd, J. (2006). Eye movements of young and older adults while reading with distraction. Psychology and Aging, 21(1), 32-39.

Kemper, S., & Sumner, A. (2001). The structure of verbal abilities in young and older adults. Psychology and Aging, 16(2), 312-322.

Kemper, S., Thompson, M., & Marquis, J. (2001). Longitudinal change in language production: Effects of aging and dementia on grammatical complexity and propositional content. Psychology and Aging, 16(4), 600-614.

Kim, M., & Thompson, C. K. (2004). Verb deficits in Alzheimer's disease and agrammatism: Implications for lexical organization. Brain and Language, 88(1), 1-20.

Longden, E., Davis, P., Carroll, J., Billington, J., & Kinderman, P. (2016). An evaluation of shared reading groups for adults living with dementia: Preliminary findings. Journal of Public Mental Health, 15(2), 75-82.

MacPherson, S. E., Phillips, L. H., & Della Sala, S. (2002). Age, executive function, and social decision making: A dorsolateral prefrontal theory of cognitive aging. Psychology and Aging, 17(4), 598-609.

Marini, A., Boewe, A., Caltagirone, C., & Carlomagno, S. (2005). Age-related differences in the production of textual descriptions. Journal of Psycholinguistic Research, 34(5), 439-463.

Maseda, A., Lodeiro-Fernández, L., Lorenzo-López, L,. Núñez-Naveira, L., Balo, A., & Millán-Calenti, J. C. (2014). Verbal fluency, naming and verbal comprehension: Three aspects of language as predictors of cognitive impairment. Aging and Mental Health, 18(8), 1037-1045.

McDaniel, M. A., Einstein, G. O., Stout, A. C., & Morgan, Z. (2003). Aging and maintaining intentions over delays: Do it or lose it. Psychology and aging, 18(4), 823-835.

McDermott, K. B., & Chan, J. C. (2006). Effects of repetition on memory for pragmatic inferences. Memory and Cognition, 34(6), 1273-1284.

McDowd, J., Hoffman, L., Rozek, E., Lyons, K. E., Pahwa, R., Burns, J., & Kemper, S. (2011). Understanding verbal fluency in healthy aging, Alzheimer's disease, and Parkinson's disease. Neuropsychology, 25(2), 210-225.

Mitchell, A. J. (2008). Is it time to separate subjective cognitive complaints from the diagnosis of mild cognitive impairment? Age and ageing, 37(5), 497-499.

Müller, N., & Guendouzi, J. A. (2005). Order and disorder in conversation: Encounters with dementia of the Alzheimer's type. Clinical Linguistics and Phonetics, 19(5), 393-404.

Nestor, P. J., Fryer, T. D., Smielewski, P., & Hodges, J. R. (2003). Limbic hypometabolism in Alzheimer's disease and mild cognitive impairment. Annals of Neurology, 54(3), 343-351.

Pushkar, D., Basevitz, P., Arbuckle, T., Nohara-LeClair, M., Lapidus, S., & Peled, M. (2000). Social behavior and off-target verbosity in elderly people. Psychology and Aging, 15(2), 361-374.

Reilly, J., Peelle, J. E., Antonucci, S. M., & Grossman, M. (2011). Anomia as a marker of distinct semantic memory impairments in Alzheimer's disease and semantic dementia. Neuropsychology, 25(4), 413-426.

Ruffman, T., Murray, J., Halberstadt, J., & Taumoepeau, M. (2010). Verbosity and emotion recognition in older adults. Psychology and Aging, 25(2), 492-497.

Soares, F. C., de Oliveira, T. C., de Macedo, L. D., Tomás, A. M., Picanço-Diniz, D. L., Bento-Torres, J., Bento-Torres, N. V., & Picanço-Diniz, C. W. (2014). CANTAB object recognition and language tests to detect aging cognitive decline: An exploratory comparative study. Clinical Interventions in Aging, 10, 37-48.

Taler, V., & Jarema, G. (2006). On-line lexical processing in AD and MCI: An early measure of cognitive impairment? Journal of Neurolinguistics, 19(1), 38-55.

Thompson-Schill, S. L. (2002). Effects of frontal lobe damage on interference effects in working memory. Cognitive, Affective, and Behavioural Neuroscience, 2(2), 109-120.

Tisserand, D. J., & Jolles, J. (2003). On the involvement of prefrontal networks in cognitive ageing. Cortex, 39(4-5), 1107-1128.

Treitz, F. H. Heyder, K., & Daum, I. (2007). Differential course of executive control changes during normal aging. Neuropsychology, Development and Cognition. Section B: Aging Neuropsychology and Cognition, 14(4), 370-393.

Trunk, D. L., & Abrams, L. (2009). Do younger and older adults' communicative goals influence off-topic speech in autobiographical narratives? Psychology and Aging, 24(2), 324-337.

Uekermann, J., Thoma, P., & Daum, I. (2008). Proverb interpretation changes in aging. Brain and Cognition, 67(1), 51-57.

Unsworth, N., Spillers, G. J., & Brewer, G. A. (2012). The role of working memory capacity in autobiographical retrieval: Individual differences in strategic search. Memory, 20(2), 167-176.

Vukovic, M., Vuksanovic, J., & Vukovic, I. (2008). Comparison of the recovery patterns of language and cognitive functions in patients with post-traumatic language processing deficits and in patients with aphasia following a stroke. Journal of Communication Disorders, 41(6), 531-552.

노화와 인지-의사소통장애

Chapter **04**

04 노화와 인지-의사소통장애

1. 주관적 호소
2. 경도인지장애
3. 치매
4. 기타 장애

　정상적인 노화와 신경학적 질환의 인지-의사소통 양상은 상호 변별적이나, 영향 요인과 하위 영역별 특성 등에 따라 차이가 있다. 여기에는 교육수준, 직업, 문화와 같은 결정성 지능, 학습, 인지 자극 활동 등의 인지보존 능력, 그리고 작업기억 용량 등이 작용한다. 또 이름대기 등의 어휘-의미 측면은 음운-조음에 비해 이른 시기부터 손상된다. 따라서 노화가 신경학적 질환으로 진행되기 전에 인지-의사소통의 변화를 지속적으로 확인하고 임상 전(preclinical) 단계에서 예방적으로 접근할 필요가 있다.

　본 장에서는 인지-의사소통에 대한 주관적 호소를 알아보고, MCI와 치매에서 나타나는 인지-의사소통장애의 양상을 소개한다. 마지막으로 실어증, 청력 문제 등 노년기에 나타날 수 있는 기타 장애를 살펴본다.

1. 주관적 호소

　신경학적 질환으로 인해 인지-의사소통 능력이 뚜렷이 저하되기 전에 주관적으로 불편함을 느끼는 단계가 있다. 이는 임상 전의 주관적 호소(subjective complaints) 단계로 간주된다. 실제로 노화에 따른 인지-의사소통의 주관적 호소는 노인 인구의 50~60% 정도에 이른다(Singh-Manoux et al., 2014). 해부생리학적 측면에서는 회백질 크기의 감소, 대뇌의 대사 기능 저하, 아밀로이드의 침전 등이 주관적 호소의 지표로 알려져 있다(Mosconi et al., 2008; Striepens et al., 2010; van Harten et al., 2013).

인지 기능의 저하가 객관적으로 드러나지 않는 상태를 주관적 인지 저하(subjective cognitive decline: SCD) 또는 주관적 인지 호소(subjective cognitive complaints: SCC)라 칭한다(Mitchell et al., 2014). 또 신경학적 질환이 없는 노화 단계에서 언어 능력의 저하나 변화를 의식하는 것은 주관적 언어 호소(subjective language complaints: SLC)에 해당한다(Slavin et al., 2010).

SCD나 SCC는 주관적 기억 호소, 주관적 기억장애 등과 혼용되나, 후자는 주로 기억력에 초점을 둔 호소이다(Ávila−Villanueva & Fernández−Blázquez, 2017). SCD는 치매와 같은 신경학적 질환의 전조 증상일 수 있으므로 임상 전 단계에서 주목해야 할 징후이다. 이 때문에 MCI나 치매를 진단하기 위한 선별적 증상으로 간주되기도 한다(Gallassi et al., 2010). SCD가 우울, 분노, 건강 이상, 만성 질환 등과 광범위하게 연관된다는 보고도 많다(Caracciolo et al., 2013; Jessen et al., 2010).

SCD는 주관적으로 평가되기 때문에 진단의 신뢰도를 확보하기가 어렵다(Jessen et al., 2014). SCD의 증상으로 드러나는 영역도 제한적이다. 예를 들어, SCD의 주요 증상은 기억력 59%, 집행 기능 16%, 주의력 11%로 3개 인지 영역이 대다수를 차지한다(Rabin et al., 2015). 특히 기억력의 56%는 사물이나 사람의 이름대기에 대한 호소이다.

SLC는 일상생활의 언어 능력에 대한 만족도를 반영하는 지표이다. 55~94세의 노인을 대상으로 한 연구(김보선, 이미숙, 김향희, 2015)에서 SLC와 관련된 2개 질문에 대해 '매우 불만족', '불만족', '보통' 등 부정적인 평가가 각각 53%와 95% 이상을 차지하였다(그림 4-1). 이처럼 노인의 SLC가 부정적임에도 불구하고 SLC에 대한 구체적인 논의는 매우 드문 실정이다. 노인의 주관적 호소가 주로 SCD에 국한되거나 SLC를 SCC의 일부로 간주하기 때문이다(Schinka, Brown, & Proctor−Weber, 2009).

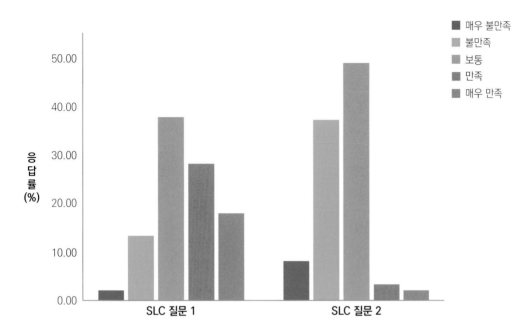

SLC 질문 1 : 당신의 말하기, 듣기, 읽기, 쓰기 능력에 얼마나 만족하는가?
SLC 질문 2 : 1년 전과 비교하여 당신의 말하기, 듣기, 읽기, 쓰기 능력이 어떻다고 생각하는가?

출처: 김보선, 이미숙, 김향희(2015)

그림 4-1. 노인의 주관적 언어 호소(SLC)에 대한 반응

SLC를 예측할 수 있는 변인은 무엇일까. 인구통계학적 및 심리적 측면에서는 흔히 연령, 교육연수, 직업, 우울 등이 꼽힌다. 주요 언어적 예측변인에는 어휘-의미적 요소가 있다. 예를 들어, 자발화에서 나타나는 낱말 찾기 어려움이 SCD와 MCI를 감별하는 데 유용하며, SLC를 가장 잘 반영하는 언어 과제로 이름대기가 자주 활용된다(김보선, 이미숙, 김향희, 2015; Martins, Mares, & Stilwell, 2012). 대면이름대기는 시각적 자극에 대한 지각과 의미적 확인, 목표어에 대한 음운적 접근 등이 요구되는데, SLC로 인해 의미적 퇴행, 어휘 형태의 소실, 음운 형태에 대한 접근의 어려움 등이 발생하면 단어 인출 능력이 떨어진다(Seidenberg, Geary, & Her-mann, 2005; Verhaegen & Poncelet, 2013).

2. 경도인지장애

인지 능력의 손상이 일상생활에 미치는 영향이 미미해 치매로 진단되지는 않으나 정상 노인에 비해 객관적으로 인지가 저하된 상태를 경도인지장애(mild cognitive impairment: MCI)라 한다 (Petersen et al., 2001). 국내에서는 2012년을 기점으로 MCI 환자 수가 두 배 가량 급증한 이래 해 마다 증가하는 추세이다(건강보험심사평가원, 2019).

MCI는 손상된 인지 영역과 범위에 따라 몇 가지 유형으로 분류되는데, 대개 기억력의 손상을 기준으로 삼는다(Fischer et al., 2007; Petersen, 2004). 즉 기억력의 손상 유무에 따라 기억상실형 MCI(amnestic MCI: aMCI)와 비기억상실형 MCI(nonamnestic MCI: non–aMCI)로 나뉜다. 이 들의 하위 유형에는 손상 영역의 단일성을 기준으로 단일영역형(single–domain)과 다영역형(multiple–domain) MCI가 있다. 다영역형 aMCI는 AD로 진전될 가능성이 높은 반면, non–aMCI로 인해 시각적으로 불편 루이소체치매(dementia with Lewy bodies), 전두측두엽변성(frontotemporal degeneration: FTD) 등 비알츠하이머형 치매로 진행되는 경우가 많다(Folenza et al., 2009). 그 림 4-2에서 MCI의 여러 유형을 도식화하였다.

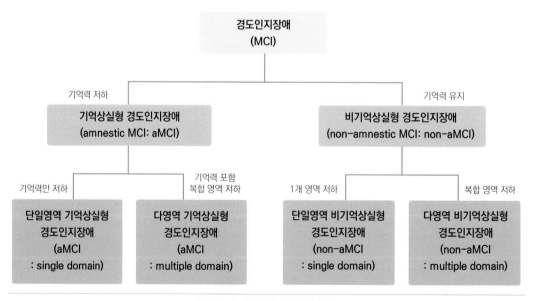

그림 4-2. 경도인지장애의 유형

MCI는 치매의 전조 증상으로 간주되기 때문에 치매를 선별하고 예방하는 데 기여한다(이미숙, 김향희, 2011; Petersen, 2004). 고령화와 함께 관심이 고조되는 이유도 바로 이 때문이다. 실제로 여러 역학 연구에서 MCI는 AD의 고위험군으로 지목되고 있다. 정상적인 노화에서 치매로 전환되는 비율이 매년 1~2%인 데 반해 MCI는 무려 10~15%에 이르며, 이 중 대부분이 AD에 해당한다(Tierney et al., 2005). 따라서 정상적인 노화와 MCI, 치매 초기 단계 간의 인지-언어적 양상을 변별하는 것은 임상적으로 매우 중요하다. 예컨대, 이름대기 능력이 떨어지는 노인이나 복합적인 인지-언어 문제를 보이는 MCI는 AD로 진행될 가능성이 높다(Alexopoulos et al., 2006; Saxton et al., 2004).

노화와 신경학적 질환을 변별하는 주요 영역으로 흔히 이름대기가 꼽힌다. 정상 노인에 비해 MCI는 사물, 동물, 인물에 대한 대면이름대기 능력이 떨어지며, 특히 사물 이름대기의 손상이 두드러진다(이미숙, 김향희, 2011; Weiner et al., 2008). 품사별로는 명사에 비해 동사 이름대기가 저하된다(Ahmed et al., 2008). 단어유창성 과제에서도 MCI와 정상 노인 간에 양상이 다르다. MCI는 통사적 측면에 비해 의미론적 능력이 떨어지며, 어휘 판단, 사건관련전위(event-related potential) 등 시간적 제약이 있는 과제에서 어려움이 가중된다(Taler & Phillips, 2008). 이는 MCI의 집행기능과 억제 능력이 손상된 데 기인한다.

MCI의 하위 유형에 따라서도 이름대기의 결함이 다르게 나타난다. 기억력의 손상이 두드러지는 aMCI는 정상 노인에 비해 이름대기 능력이 매우 낮은데, 이는 단일영역 및 다영역 aMCI에 모두 해당한다(김수련, 2017; Deason et al., 2012). 특히 시각적 기억과 처리, 주의력, 집행기능 등 여러 영역의 결함이 연계되는 다영역형 aMCI는 이름대기 수행력이 현저히 떨어진다(Rogers & Friedman, 2008).

단어 정의 능력은 문장 수준의 의미론적 언어 표현을 반영하는데, 산출 외에 단어의 의미 처리, 인지, 사물에 대한 의미 지식을 복합적으로 요한다(Hough, 2007). MCI와 같은 신경학적 변화로 인해 작업기억이 손상되면 단어 정의 능력에 부정적인 영향을 미친다. 즉 작업기억이 저하되면 의미망에 저장된 단어 및 연관된 의미자질을 빠르고 정확하게 처리하거나 산출할 수 없다(Chow et al., 2006). 글상자 4-1은 단어 정의하기 과제에 대한 MCI 환자들의 반응 예시이다.

글상자 4-1. MCI 환자의 단어 정의하기 수행 예시

과제: 일상 사물에 관한 단어 정의하기

반 응

〈MCI 환자 1〉 – 손톱깎이
90세, 여, 교육연수 12

손 고 락 을 잡는것

〈MCI 환자 2〉 – 앞치마
79세, 남, 교육연수 12년

힝 쭈 지 라 라 요 라는   것

〈MCI 환자 3〉 – 앞치마
83세, 남, 교육연수 13년

하체 결처 입는옷

〈MCI 환자 4〉 – 앞치마
81세, 여, 교육연수 12년

일 할때 가리는것

담화 능력도 MCI를 변별하는 데 유용하다. MCI 환자는 그림 설명하기 과제에서 의미론적 수행력과 유창성이 떨어진다. 이야기 다시 말하기와 내러티브 과제의 경우 핵심 및 세부 내용을 잘 표현하지 못한다(Fleming & Harris, 2008; Mueller et al., 2018). 또 aMCI는 연속그림을 설명할 때 산출의 효율성이 떨어지기 때문에 명제의 단어 수가 감소한다(Drummond et al., 2015). 이로 인해 aMCI의 인지 능력을 예측하는 지표로서 담화의 통일성을 꼽기도 한다(김보선, 이미숙, 2019). 글상자 4-2는 그림 설명하기 과제에 대한 MCI 환자들의 반응 예시이다.

MCI는 형태 및 구문 측면에서 목표어와 연관되거나 상위 범주의 어휘로 대치하는 경향이 강하며, 관사, 소유대명사, 조동사, 대명사 등의 오류가 빈번하다(이미숙, 김향희, 2011; Altmann, Kempler, & Andersen, 2001). 특히 활용어의 어간을 변형할 때 대치나 생략이 전체 오류의 상당수를 차지한다. MCI의 음운 및 조음 능력은 변이적이고 분절적이며, 복잡한 음운적 변형이 요구되는 동사일수록 오류가 증가한다(Colombo, Fonti, & Stracciari, 2009).

MCI의 인지-언어적 결함에 대한 논의는 다소 논쟁적이다. 예를 들어, 자발화의 어휘 측면에서 경도 AD와 차이가 적고, 이름대기는 정상 노인과 유사하거나 차이가 미미하다(Balthazar, Cendes, & Damasceno, 2008). 또 형태 및 구문의 오류가 드물고, 문법적 변형 능력이 대체로 보존된다는 주장도 있다.

글상자 4-2. MCI 환자의 그림 설명하기 수행 예시

과제: '해변가' 그림 설명하기
(Paradise Korea-Western Aphasia Battery Revised: PK-WAB-R)

반응

〈MCI 환자 1〉
83세, 남, 교육연수 13년

학교 방학을에 친구들와 함께 놀며 간단한 운동도하고 노닐다
공놀이하고 책도보고 가족들이 노니면느끼고있다 숲속에 집아 다정히 있다 (반다가에)

〈MCI 환자 2〉
87세, 남, 교육연수 12년

공 가지고 놀고 있다
둘이서 걸음을 걸고 있다
아이들하고 생활 하고 있다
양산을 쓰고 책을 보고 있다
갈매기가 날고 있다

〈MCI 환자 3〉
81세, 여, 교육연수 12년

갈 매기 가 날고 있다
바 다 에 배 가 있다

파 라 솔속에서 책을 읽고있다
아 빠 하고 아 이들이 모 래 집을 짓고 있다
연 인 끼리 데 이트 하고 있다
강 아 지도 멍멍 놀고 있다

3. 치매

국내 노인 인구의 치매 유병률은 10%를 초과했으며, 65세 이후에는 연령이 높아질수록 두 배 이상으로 비율이 급증한다(중앙치매센터, 2018). 이를 고려할 때 노화와 MCI 단계의 다양한 증상을 정확히 진단하고 예방적 조치를 취하는 것이 중요하다.

치매 초기부터 두드러지게 저하되는 영역은 언어의 어휘 및 의미 측면이다. 화용언어도 AD와 같은 신경학적 질환에 민감하다. 그림 4-3은 언어 이해 및 표현, 읽기 및 쓰기, 화용언어 측면에서 MCI와 AD의 수행력을 비교한 결과이다(이미숙, 김보선, 2020).

AD로 진단되기 10년 전의 발화와 비교할 때 AD 초기에는 의미적 기술과 어휘의 정교함이 떨어진다(Venneri, Forbes-McKay, & Shanks, 2005). 낱말 찾기 어려움과 의미착어가 뚜렷하고 의미적 지식을 산출하는 데 어려움이 있다(이미숙, 김향희, 2011). 발병 후 1~6년 사이에 에두르기나 대명사가 빈번히 사용되며, 경도 AD의 경우에도 의미적 연관성이 적거나 장황한 구를 산출하는 경향이 있다(Forbes-McKay, Venneri, & Shanks, 2002; Kavé & Levy, 2003). 그림 4-4는 정상 노인, aMCI, 치매의 어휘-의미적 수행력을 비교한 결과이다.

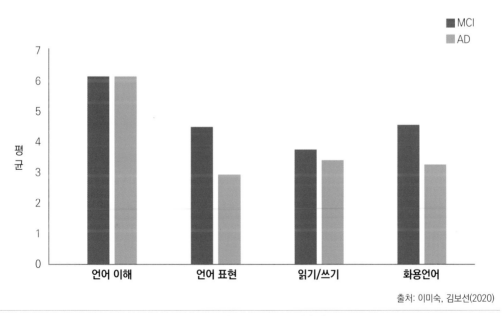

출처: 이미숙, 김보선(2020)

그림 4-3. MCI와 AD의 언어 수행력 비교

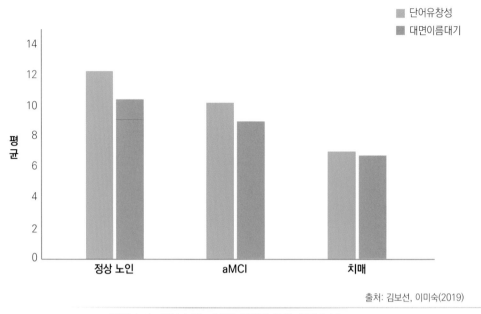

그림 4-4. **정상 노인, aMCI, 치매의 어휘-의미 능력**

따라서 치매의 어휘-의미적 특성은 AD의 초기 단계를 확인하는 전조 증상으로서 활용된다. 이는 특히 대면이름대기에 비해 단어유창성에서 더 잘 드러난다(Bayles et al., 2004). 이의 근거로서, ① 하나의 어휘와 대별되는 여러 어휘를 산출해야 하는 요구, ② 어휘를 하위 범주로 조직화해야 하는 요구, ③ 덜 구조화된 특성, ④ 인지적 연속성을 유지해야 하는 요구, ⑤ 기억력에 더 의존해야 하는 요구 등을 꼽는다(Cummings, Houlihan, & Hill, 1986).

치매 초기에 나타나는 단어유창성 문제의 또 다른 근거는 다음과 같다. ① 언어 지식 자체의 손실이 아닌 전반적 정보 처리 과정의 결함으로 인한 단기기억과 작업기억의 저하(de Paula & Malloy-Diniz, 2013; Vukovic, Vuksanovic, & Vukovic, 2008), ② 작업기억 용량의 축소로 인한 어휘 양과 전형성, 연상을 위한 반응 전략의 저하(Unsworth, Spillers, & Brewer, 2012), ③ 집행기능과 주의력의 손상으로 인한 과제 간 빠른 전환의 어려움, ④ 고정관념이나 경험적 지식, 도식에 대한 지나친 의존도(이미숙, 김수련, 2020) 등이다. 표 4-1과 표 4-2에서 AD의 의미적 및 음운적 단어유창성과 상관성이 높은 인지-언어 영역을 제시하였다.

표 4-1 AD의 의미적 단어유창성과 인지-언어 능력

유형	경도 AD	중등도 AD
상관성이 높은 영역	작업기억 용량 대면이름대기 주의력 처리 속도 집행기능	
주요 예측인자	집행기능	

출처: 이미숙, 김보선(2019)

표 4-2 AD의 음운적 단어유창성과 인지-언어 능력

유형	경도 AD	중등도 AD
상관성이 높은 영역	작업기억 용량 대면이름대기 주의력 처리 속도 집행기능	작업기억 용량 처리 속도 집행기능
주요 예측인자	집행기능	

출처: 이미숙, 김보선(2019)

화용언어에는 다양한 인지 처리와 사회적 의사소통이 고루 반영되기 때문에 치매의 영향에 매우 취약하다. 치매 초기부터 특정 주제에 오래 머무는 경향이 있고, 대화를 적절하게 시작하지 못한다(김보선, 이미숙, 2019). 유머, 모순, 풍자 등 비유언어를 이해하는 능력도 현저히 떨어진다. 치매가 진전될수록 대화 상대자에 대한 민감도가 저하될 뿐 아니라 대화상의 실수를 스스로 수정하지 못한다.

화용언어의 하위 과제에 따라서도 AD 환자의 수행력이 다르다. 그림 설명하기 과제에서 의미적 정보를 적게 산출하며, 내러티브에서는 단어를 쉽게 인출하지 못한다(Ahmed et al., 2013; de Lira et al., 2011). 전반적으로 담화표지(discourse markers)를 잘 사용하지 못하고, 주어진 정보를 추론하여 문맥에 맞게 산출하기가 어렵다(Lai & Lin, 2012). 주제를 다양화하지 못하므로 동일한 내용을 반복적으로 산출하는 경우가 많다. 중증도가 심화될수록 대화나 담화 내에 무의미한 내용이 많고, 사전에 공유되지 않거나 전환된 주제가 자주 출현한다(Müller & Wilson, 2008). 부적절한

쉼이나 비유창한 발화도 빈번하다(Gayraud, Lee, & Barkat-Defradas, 2011).

이처럼 치매의 담화 능력은 정상 노인이나 aMCI와 변별적인 차이가 있다(그림 4-5). 담화의 통일성, 응집성, 명제, 쉼을 분석하여 세 집단을 비교한 연구에서 담화의 명제 측면이 모든 두 집단 간에 유의한 차이를 보였다(김보선, 이미숙, 2019). 즉 주어진 주제와 관련된 새로운 명제 수를 반영하는 명제밀도는 노화와 신경학적 질환 간을 변별하는 주요 변인이다.

치매가 진행될수록 담화를 산출하기가 더 어려워진다. HOC의 손상으로 인해 담화를 조직하지 못하고 핵심 내용을 순서화할 수 없다. 예를 들어, MCI에 비해 AD 환자는 담화를 산출할 때 연관된 정보를 전달하거나 일관적인 발화를 구성하는 데 큰 어려움을 보인다. 또 주제가 자주 반복되고 참조물이 불분명할 뿐 아니라 통일성과 정보성이 부족하다(김보선, 이미숙, 2019). 글상자 4-3은 조직화 능력, 추론력을 포함한 HOC의 손상으로 인해 언어 능력이 저하된 경도 AD 환자의 반응 예시이다.

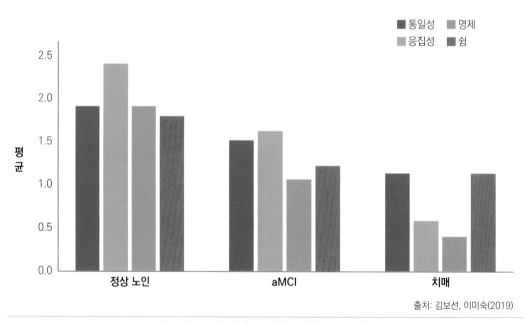

출처: 김보선, 이미숙(2019)

그림 4-5. **정상 노인, aMCI, 치매의 담화 능력**

글상자 4-3. HOC 관련 언어 과제에 대한 경도 AD 환자의 반응 예시

과제: '라면 끓이는 순서' 말하기, '상자'의 여러 기능 말하기

반응

〈AD 환자 1〉
79세, 남, 교육연수 12년

불을 켠다. 라면을 넣는다   냄비를 물에 얹는다.
끓는 물에 라면을
불을 줄이 다음 끓
라면을 익 끓는다
빠란 박이   과일포장
아늑 왔을   자리

〈AD 환자 2〉
83세, 남, 교육연수 6년

물 남비 라면 물끓인다
휴지통 담는것

〈AD 환자 3〉
91세, 여, 교육연수 16년

물 은 물에 덮이 끓인다   돠 마늘을 넣는다
물건보관   종이 가위보관 보자기 뜻

4. 기타 장애

뇌혈관 질환에 의한 국내 노인의 사망률은 인구 10만 명당 71.6명으로, 경제협력개발기구(OECD) 평균치인 64.5명에 비해 훨씬 높은 수준이다(보건복지부, 2016). 또 뇌경색은 65세 이상 노인이 의료시설에 입원하는 주요 원인 질환 중 하나이다(건강보험심사평가원, 2019).

노년기의 대표적 질환인 뇌졸중은 실어증(aphasia)과 같은 언어장애를 유발한다. 언어 특정적 결함을 보이는 실어증은 외상성 뇌손상(traumatic brain injury: TBI)이나 치매 등의 인지–의사소통장애와 다른 접근이 필요하다(이미숙, 2015a; 이미숙, 김향희, 2013). 그러나 실어증도 인지적 수행의 문제를 고려해야 한다(Gainotti, 2014). 즉 언어 능력의 저하가 구어적 및 비구어적 인지 활동을 방해하기 때문에 비구어적 상징이나 개념적 활동을 저해하고 인지적 결함을 초래할 수 있다(Laine & Martin, 2012). 이 같은 기제는 '의미적 중추 가설(semantic hub hypothesis)'로 발전했는데, 의미적 인출을 적절히 통제하지 못함으로써 인지 처리를 방해한다는 개념이다(Jefferies & Lambon Ralph, 2006).

실어증의 인지 결함은 주의력, 시지각력, 기억력, 집행기능 등 다양한 영역에서 나타난다. Srikanth 등(2003)은 실어증 환자의 주의력, 시공간력, 집행기능이 손상되는 반면 지남력과 기억력은 비교적 보존된다고 보고하였다. 특히 주의력은 언어 과제를 수행하는 데 기초가 되므로 중재 시 이를 적극적으로 고려해야 한다(이미숙, 2015b). 그림 4-6은 메타분석을 통해 실어증에 동반되는 인지 프로파일을 분석한 그래프이다.

주의력과 언어 수행력 간의 상관성은 신경학적인 차원에서도 설명된다. 예를 들어, 만성 실어증 환자의 우반구 전두피질은 언어 표현의 일부 기능을 재조직하는 데 적절하다(Parkinson et al., 2009). 비유창성 실어증은 단어를 산출할 때 우반구 전두엽으로 기능을 전환함으로써 단어를 더 빨리 학습하는 경향이 있다(Crosson et al., 2009). 이는 우반구 전두엽이 관장하는 주의력 기제 중 하나인 의지(intention) 기능이 언어 산출과 관련된 영역을 활성화하기 때문이다. 따라서 비유창성 실어증에 대한 언어 중재 시 우반구의 전두엽 기제를 활용하면 효과적이다.

실어증은 단기기억이나 음운기억 등 언어와 관련된 기억력의 손상도 두드러진다(이미숙, 2016; Lang & Quitz, 2012). 기억력은 청각적 이해, 따라말하기, 이름대기 등 다양한 언어 능력의 기초가 되므로 실어증과 크게 연관된다. 또 학습 능력과도 직결되므로 중재를 계획할 때 필수적으로 고려해야 한다(Schuchard & Thompson, 2014). 예컨대, 브로카실어증으로 인해 단기 및 작업 기

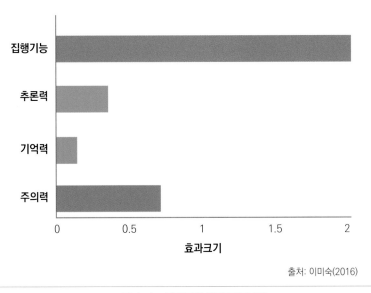

출처: 이미숙(2016)

그림 4-6. **실어증의 인지 프로파일**

억 체계가 손상되면 자원이 제대로 할당되지 않아 복잡한 구문 구조의 문장을 이해하지 못한다(Caplan et al., 2007). 이는 '자원이 할당 결함 이론(resource allocation deficit theories)'에 근거한다. 즉 인지적 자원을 활용해 단순한 문장은 잘 처리하나, 문장이 복잡할수록 언어 처리를 담당하는 인지 체계가 제한되어 이해 능력이 떨어진다.

최근 들어 자기공명영상(magnetic resonance imaging: MRI) 등 뇌 영상기기를 활용해 실어증의 인지 결함을 입증하는 연구가 많다. 실어증을 대상으로 집행기능과 인지 처리 속도 간의 상관성을 살펴보거나, 기능적 언어 중재를 위해 주의력, 지남력, 기억력, 집행기능 등이 강조되기도 한다(Donovan et al., 2008; Jokinen et al., 2011). 이러한 인지 문제를 고려함으로써 실어증의 회복은 물론 잠재적인 중재 효과를 높일 수 있다(Nys et al., 2005; Zinn et al., 2004).

실어증의 언어 중재는 다양한 요구와 상황이 존재하는 일상생활에서 의사소통 기능을 극대화하는 데 목표를 둔다. 이를 위해 목표 중심적인 행동과 복합적인 문제해결이 필요하다(이미숙, 2015b). 집행기능의 중재를 통해 전반적인 언어 기능을 회복하려는 시도도 이와 동일한 맥락이다(Purdy, 2002). 따라서 언어 문제를 다룰 때 조직화 능력, 문제해결력, 추론력, 집행기능 등의

HOC와 여러 인지 영역을 함께 고려해야 한다.

　노인의 청력 문제도 인지-의사소통과 관련된 변수 중 하나이다. 노인성 난청(presbycusis)은 관절염, 고혈압 다음으로 흔한 노년기 만성 질환으로 꼽힌다(Lethbridge-Cejku, Schiller, & Bernadel, 2004). 등록된 청각장애인 중 65세 이상 노인의 비중이 64.6%에 이른다(보건복지부, 2015). 유형별로는 일측성 난청 17.5%, 양측성 난청 25.9%이며, 특히 양측성 난청은 연령이 10세씩 증가할 때마다 약 3배까지 증가한다(질병관리본부, 2010).

　노인이 스스로 지각하는 청력 문제는 청력 손상의 정도, 환경적 및 심리사회적 요인 등에 좌우된다. 난청의 정도가 심할수록 단어인지도가 떨어지고 의사소통이 어려워진다(Hull, 2017). 이로 인해 전반적인 의사소통 관련 삶의 질(quality of communication life)이 낮아진다(이미숙, 2019).

　노인성 난청으로 인해 말소리의 음향학적 정보 중 일부가 소실되면 이를 지각하고 이해하는 데 더 많은 인지적 부담을 요한다. 노화로 인해 작업기억 용량이 저하되고 청력 문제까지 가중되면 인지-언어의 효율적인 처리가 크게 제한된다. 실제로 난청 노인의 인지장애가 심화될수록 치매로 발전할 가능성이 높다고 보고된다(Hull, 2017; Panza, Solfrizzi, & Logroscino, 2015).

　인지장애를 동반한 노인성 난청으로 인해 듣기의 어려움이 배가되며, 사회 활동의 제한, 우울과 대인기피 등의 정서적 문제가 나타난다(이수정, 2018). 노인성 난청의 초기에 인지장애를 동반하면 일상생활에서 청각적 어려움을 더 많이 호소한다. 특히 화자가 다수이거나 배경 소음이 있는 상황에서 어려움이 가중되기 때문에 전반적인 삶의 질도 크게 떨어진다.

　따라서 노인의 청력 문제는 치매의 주요 위험인자로서 고려해야 할 요인이다. 노인성 난청과 인지-언어적 결함 간의 상관성과 영향 요인을 파악함으로써 이에 대한 예방적 진단과 중재가 필요할 것이다.

참고 문헌 ···

건강보험심사평가원 (2019). 건강보험 통계연보 2017. 보건의료빅데이터개방시스템, https://opendata.hira.or.kr/.

김보선, 이미숙 (2019). 노년층, 기억상실형 경도인지장애, 치매환자의 담화산출 손상 정도에 따른 점수화 방법. 특수교육재활과학연구, 58(1), 347-365.

김보선, 이미숙, 김향희 (2015). 노년층의 주관적 언어호소: 객관적 언어 수행을 반영하는가? Communication Sciences and Disorders, 20(2), 214-221.

김수련 (2017). 경도인지장애 하위유형 간 대면이름대기 과제의 오류유형 비교 및 정반응의 질적 분석. Communication Sciences and Disorders, 22(3), 561-569.

보건복지부 (2015). 등록장애인 수: 전국 연령별, 장애유형별, 성별. http://kosis.kr/common/meta_onedepth. jsp?vwcd=MT_OTITLE&listid=101_11761.

보건복지부 (2016). 2014 국민건강통계추이. 세종: 보건복지부.

이미숙 (2015a). 외상성 뇌손상 환자의 인지-언어적 중재 효과에 대한 메타분석. 특수교육재활과학연구, 54(3), 59-83.

이미숙 (2015b). 노년기 인지-언어 능력에 대한 정보제공자 보고형 평가척도(ISCOLE)의 내용타당도 연구. 언어치료연구, 24(4), 275-286.

이미숙 (2016). 실어증 환자의 인지능력 프로파일: 체계적 고찰 및 메타분석. 특수교육재활과학연구, 55(1), 83-104,

이미숙 (2019). 노인의 의사소통 관련 삶의 질에 대한 영향 요인: 삶의 질, 인지, 심리·정서적 요인과의 상관성을 중심으로. Audiology and Speech Research, 15(3), 232-240.

이미숙, 김보선 (2019). 정상 노인과 치매 환자의 단어유창성 특성. Audiology and Speech Research, 15(2), 135-143.

이미숙, 김보선 (2020). Higher order cognition and communication: A preliminary study for the development of Brief test of Cognitive-Communication Disorders. Audiology and Speech Reserch, 16(3), 236-244.

이미숙, 김수련 역 (2020). 의사소통장애: 정보 처리 접근. Peach, R. K. 외 공저. 서울: 학지사.

이미숙, 김향희 (2011). 정상 노년층, 경도인지장애, 알츠하이머성 치매의 언어 산출 특성. Dementia and Neurocognitive Disorders, 10(3), 69-79.

이미숙, 김향희 (2013). 외상성 뇌손상 환자의 인지-화용언어 능력 평가도구 개발을 위한 신뢰도 및 타당도 연구. 한국콘텐츠학회논문지, 13(2), 370-377.

이수정 (2018). 초기 노인성 난청자에서 인지장애가 일상생활 듣기 어려움에 미치는 영향. 한국노년학, 38(1), 1-14.

중앙치매센터 (2018). 대한민국치매현황. 성남: 중앙치매센터.

질병관리본부 (2010). 2009 국민건강통계. http://www.cdc.go.kr/contents.es?mid=a20601030600.

Ahmed, S., Arnold, R., Thompson, S. A., Graham, K. S., & Hodges, J. R. (2008). Naming of objects, faces and buildings in mild cognitive impairment. Cortex, 44(6), 746-752.

Ahmed, S., de Jager, C. A., Haigh, A. M., & Garrard, P. (2013). Semantic processing in connected speech at a uniformly early stage of autopsy-confirmed Alzheimer's disease. Neuropsychology, 27(1), 79-85.

Alexopoulos, P., Grimmer, T., Perneczky, R., Domes, G., & Kurz, A. (2006). Progression to dementia in clinical subtypes of mild cognitive impairment. Dementia and Geriatric Cognitive Disorders, 22(1), 27-34.

Altmann, L. J. P., Kempler, D., & Andersen, E. S. (2001). Speech errors in Alzheimer's disease: Reevaluating morphosyntactic preservation. Journal of Speech Language and Hearing Research, 44(5), 1069-1082.

Ávila-Villanueva, M., & Fernández-Blázquez, M. A. (2017). Subjective cognitive decline as a preclinical marker for Alzheimer's disease: The challenge of stability over time. Frontiers in Aging Neuroscience, 21(9), 377.

Balthazar, M. L., Cendes, F., & Damasceno, B. P. (2008). Semantic error patterns on the Boston Naming Test in normal aging, amnestic mild cognitive impairment, and mild Alzheimer's disease: Is there semantic disruption? Neuropsychology, 22(6), 703-709.

Bayles, K. A., Tomoeda, C. K., McKnight, P. E., Helm-Estabrooks, N., & Hawley, J. N. (2004). Verbal perseveration in individuals with Alzheimer's disease. Seminars in Speech and Language, 25(4), 335-347.

Caplan, D., Waters, G., DeDe, G., Michaud, J., & Reddy, A. (2007). A study of syntactic processing in aphasia: Behavioral (psycholinguistic) aspects. Brain and Language, 101(2), 103-150.

Caracciolo, B., Gatz, M., Xu, W., Marengoni, A., Pedersen, N., & Fratiglioni, L. (2013). Relation of multimorbidity to subjective and objective cognitive impairment: A population-based twin study. Journal of Alzheimer's Disease, 36(2), 275-284.

Chow, T. W., Binns, M. A., Freedman, M., Stuss, D. T., Ramirez, J., Scott, C. J., & Black, S. (2006). Overlap in frontotemporal atrophy between normal aging and patients with frontotemporal dementias. Alzheimer Disease and Associated Disorders, 22(4), 327-335.

Colombo, L., Fonti, C., & Stracciari, A. (2009). Italian verb inflection in Alzheimer dementia. Neuropsychologia, 47(4), 1069-1078.

Crosson, B., Bacon Moore, A., McGregor, K. M., Chang, Y. L., Benjamin, M., Gopinath, K., ⋯, & White, K. D. (2009). Regional changes in word-production laterality after a naming treatment designed to produce a rightward shift in frontal activity. Brain and Language, 111(2), 73-85.

Cummings, J. L., Houlihan, J. P., & Hill, M. A. (1986). The pattern of reading deterioration in dementia of the Alzheimer type: Observations and implications. Brain and Language, 29(2), 315-323.

de Lira, J. O., Ortiz, K. Z., Campanha, A. C., Bertolucci, P. H. F., & Minett, T. S. C. (2011). Microlinguistic aspects of the oral narrative in patients with Alzheimer's disease. International Psychogeriatrics, 23(3), 404-412.

de Paula, J. J., & Malloy-Diniz, L. F. (2013). Executive functions as predictors of functional performance in mild Alzheimer's dementia and mild cognitive impairment elderly. Estudos de Psicologia, 18(1), 117-124.

Deason, R. G., Hussey, E. P., Budson, A. E., & Ally, B. A. (2012). Gist-based conceptual processing of pictures remains intact in patients with amnestic mild cognitive impairment. Neuropsychology, 26(2), 202-208.

Donovan, N. J., Kendall, D. L., Heaton, S. C., Kwon, S., Velozo, C. A., & Duncan, P. W. (2008). Conceptualizing functional cognition in stroke. Neurorehabilitation and Neural Repair, 22(2), 122-135.

Drummond, C., Coutinho, G., Fonseca, R. P., Assunção, N., Teldeschi, A., de Oliveira-Souza, R., ⋯, & Mattos, P. (2015). Deficits in narrative discourse elicited by visual stimuli are already present in patients with mild cognitive impairment. Frontiers in Aging Neuroscience, 96(7), 1-11.

Fischer, P., Jungwirth, S., Zehetmayer, S., Weissgram, S., Hoenigschnabl, S., Gelpi, E., ⋯, & Tragl, K. H. (2007). Conversion from subtypes of mild cognitive impairment to Alzheimer dementia. Neurology, 68(4), 288-291.

Fleming, V. B., & Harris, J. (2008). Complex discourse production in mild cognitive impairment: Detecting subtle changes. Aphasiology, 22(7-8), 729-740.

Folenza, O. V., Diniz, B. S., Nunes, P. V., Memória, C. M., Yassuda, M. S., & Gattaz, W. F. (2009). Diagnostic transitions in mild cognitive impairment subtypes. International Psychogeriatrics, 21(6), 1088-1095.

Forbes-McKay, K. E., Venneri, A., & Shanks, M. F. (2002). Distinct patterns of spontaneous speech deterioration: An early predictor of Alzheimer's disease. Brain and Cognition, 48(2-3), 356-361.

Gainotti G. (2014). Old and recent approaches to the problem of non-verbal conceptual disorders in aphasic patients. Cortex, 53(1), 78-89.

Gallassi, R., Oppi, F., Poda, R., Scortichini, S., Maserati, M. S., Marano, G., ⋯, & Sambati, L. (2010). Are subjective cognitive complaints a risk factor for dementia? Neurological Sciences, 31(3), 327-336.

Gayraud, F., Lee, H.-R., & Barkat-Defradas, M. (2011). Syntactic and lexical context of pauses and hesitations in the discourse of Alzheimer patients and healthy elderly subjects. Clinical Linguistics and Phonetics, 25(3), 198-209.

Hough, M. S. (2007). Incidence of word finding deficits in normal aging. Folia Phoniatrica et Logopaedica, 59(1), 10-19.

Hull, R. H. (2017). Communication disorders in aging. San Diego, California: Plural Publishing.

Jefferies, E., & Lambon Ralph, M. A. (2006). Semantic impairment in stroke aphasia versus semantic dementia: A case-series comparison. Brain, 129(8), 2132-2147.

Jessen, F., Amariglio, R. E., van Boxtel, M., Breteler, M., Ceccaldi, M., Chételat, G., ⋯, & Wagner, M. (2014). A conceptual framework for research on subjective cognitive decline in preclinical Alzheimer's disease. Alzheimer's and Dementia, 10(6), 844-852.

Jessen, F., Wiese, B., Bachmann, C., Eifflaender-Gorfer, S., Haller, F., Kölsch, H., ⋯, & Bickel, H. (2010). Prediction of dementia by subjective memory impairment: Effects of severity and temporal association with cognitive impairment. Archives of General Psychiatry, 67(4), 414-422.

Jokinen, H., Gouw, A. A., Madureira, S., Ylikoski, R., van Straaten, E. C., van der Flier, W. M., ⋯, & Erkinjuntti, T. (2011). Incident lacunes influence cognitive decline. Neurology, 76(22), 1872-1878.

Kavé, G., & Levy, Y. (2003). Morphology in picture descriptions provided by persons with Alzheimer's disease. Journal of Speech, Language, and Hearing Research, 46(2), 341-352.

Lai, Y., & Lin, Y. (2012). Discourse markers produced by Chinese-speaking seniors with and without Alzheimer's disease. Journal of Pragmatics, 44(14), 1982-2003.

Laine, M., & Martin, N. (2012). Cognitive neuropsychology has been, is, and will be significant to aphasiology. Aphasiology, 26(11), 1362-1376.

Lang, C. J., & Quitz, A. J. (2012). Verbal and nonverbal memory impairment in aphasia. Journal of Neurology, 259(8), 1655-1661.

Lethbridge-Çejku, M.,ejku, M., Schiller, J. S., & Bernadel, L. (2004). Summary health statistics for US adults: National health interview survey. Vital and Health Statistics 10(256), 1-218.

Martins, I. P., Mares, I., & Stilwell, P. A. (2012). How subjective are subjective language complaints. European Journal of Neurology, 19(5), 666-671.

Mitchell, A. J., Beaumont, H., Ferguson, D., Yadegarfar, M., & Stubbs, B. (2014). Risk of dementia and mild cognitive impairment in older people with subjective memory complaints: Meta-analysis. Acta Psychiatrica Scandinavica, 130(6), 439-451.

Mosconi, L., De Santi, S., Brys, M., Tsui, W. H., Pirraglia, E., Glodzik-Sobanska, L., ⋯, & de Leon, M. J. (2008). Hypometabolism and altered cerebrospinal fluid markers in normal apolipoprotein E E4 carriers with subjective memory complaints. Biological Psychiatry, 63(6), 609-618.

Mueller, K. D., Koscik, R. L., Hermann, B. P., Johnson, S. C., & Turkstra, L. S. (2018). Declines in connected language are associated with very early mild cognitive impairment: Results from the Wisconsin registry for Alzheimer's prevention. Frontiers in Aging Neuroscience, 9, 437.

Müller, N., & Wilson, B. T. (2008). Collaborative role construction in a conversation with dementia: An application of systemic functional linguistics. Clinical Linguistics and Phonetics, 22(10-11), 767-774.

Nys, G. M. S., van Zandvoort, M. J. E., de Kort, P. L. M., van der Worp, H. B., Jansen, B. P., Algra, A., ···, & Kappelle, L. J. (2005). The prognostic value of domain-specific cognitive abilities in acute first-ever stroke. Neurology, 64(5), 821-827.

Panza, F., Solfrizzi, V., & Logroscino, G. (2015). Age-related hearing impairment-a risk factor and frailty marker for dementia and AD. Nature Reviews Neurology, 11(3), 166-175.

Parkinson, B. R., Raymer, A., Chang, Y. L., Fitzgerald, D. B., & Crosson, B. (2009). Lesion characteristics related to treatment improvement in object and action naming for patients with chronic aphasia. Brain and Language, 110(2), 61-70.

Petersen, R. C. (2004). Mild cognitive impairment as a diagnostic entity. Journal of International Medicine, 256(3), 183-194.

Petersen, R. C., Doody, R., Kurz, A., Mohs, R. C., Morris, J. C., Rabins, P. V., ···, & Winblad, B. (2001). Current concepts in mild cognitive impairment. Archives of Neurology, 58(12), 1985-1992.

Purdy, M. (2002). Executive function ability in persons with aphasia. Aphasiology, 16(4/5/6), 549-557.

Rabin, L. A., Smart, C. M., Crane, P. K., Amariglio, R. E., Berman, L. M., Boada, M., ···, & Sikkes, S. A. (2015). Subjective cognitive decline in older adults: An overview of self-report measures used across 19 international research studies. Journal of Alzheimer's Disease, 48(Suppl 1), S63-S86.

Rogers, S. L., & Friedman, R. B. (2008). The underlying mechanisms of semantic memory loss in Alzheimer's disease and semantic dementia. Neuropsychologia, 46(1), 12-21.

Saxton, J., Lopez, O. L., Ratcliff, G., Dulberg, C., Fried, L. P., Carlson, M. C., ···, & Kuller, L. (2004). Preclinical Alzheimer disease: Neuropsychological test performance 1.5 to 8 years prior to onset. Neurology, 63(12), 2341-2347.

Schinka, J. A., Brown, L. M., & Proctor-Weber, Z. (2009). Measuring change in everyday cognition: Development and initial validation of the cognitive change checklist (3CL). The American Journal of Geriatric Psychiatry: Official journal of the American Association for Geriatric Psychiatry, 17(6), 516-525.

Schuchard, J., & Thompson, C. K. (2014). Implicit and explicit learning in individuals with agrammatic aphasia. Journal of Psycholinguistic Research, 43(3), 209-224.

Seidenberg, M., Geary, E., & Hermann, B. (2005). Investigating temporal lobe contribution to confrontation naming using MRI quantitative volumetrics. Journal of the International Neuropsychological Society, 11(4), 358-366.

Singh-Manoux, A., Dugravot, A., Ankri, J., Nabi, H., Berr, C., Goldberg, M., ···, & Elbaz, A. (2014). Subjective cognitive complaints and mortality: Does the type of complaint matter? Journal of Psychiatric Research,

48(1), 73-78.

Slavin, M. J., Brodaty, H., Kochan, N. A., Crawford, J. D., Trollor, J. N., Draper, B., …, & Sachdev, P. S. (2010). Prevalence and predictors of "subjective cognitive complaints" in the Sydney memory and ageing study. American Journal of Geriatric Psychiatry, 18(8), 701-710.

Srikanth, V. K., Thrift, A. G., Saling, M. M., Anderson, J. F., Dewey, H. M,, Macdonell, R. A,, & Donnan, G. A. (2003). Increased risk of cognitive impairment 3 months after mild to moderate first-ever stroke: A community-based prospective study of nonaphasic English-speaking survivors. Stroke, 34(5), 1136-1143.

Striepens, N., Scheef, L., Wind, A., Popp, J., Spottke, A., Cooper-Mahkorn, D., …, & Jessen, F. (2010). Volume loss of the medial temporal lobe structures in subjective memory impairment. Dementia and Geriatric Cognitive Disorders, 29(1), 75-81.

Taler, V., & Phillips, N. A. (2008). Language performance in Alzheimer's disease and mild cognitive impairment: A comparative review. Journal of Clinical and Experimental Neuropsychology, 30(5), 501-556.

Tierney, M. C., Yao, C., Kiss, A., & McDowell, I. (2005). Neuropsychological test accurately predict incident Alzheimer disease after 5 and 10 years. Neurology, 64(11), 1853-1859.

Unsworth, N., Spillers, G. J., & Brewer, G. A. (2012). The role of working memory capacity in autobiographical retrieval: Individual differences in strategic search. Memory, 20(2), 167-176.

van Harten, A. C., Visser, P. J., Pijnenburg, Y. A., Teunissen, C. E., Blankenstein, M. A., Scheltens, P., & van der Flier, W. M. (2013). Cerebrospinal fluid Aß42 is the best predictor of clinical progression in patients with subjective complaints. Alzheimer's and Dementia: the Journal of the Alzheimer's Association, 9(5), 481-487.

Venneri, A., Forbes-Mckay, K. E., & Shanks, M. F. (2005). Impoverishment of spontaneous language and the prediction of Alzheimer's disease. Brain, 128(Pt 4), e27.

Verhaegen, C., & Poncelet, M. (2013). Changes in naming and semantic abilities with aging from 50 to 90 years. Journal of the International Neuropsychological Society, 19(2), 119-126.

Vukovic, M., Vuksanovic, J., & Vukovic, I. (2008). Comparison of the recovery patterns of language and cognitive functions in patients with post-traumatic language processing deficits and in patients with aphasia following a stroke. Journal of Communication Disorders, 41(6), 531-552.

Weiner, M. F., Neubecker, K. E., Bret, M. E., & Hynan, L. S. (2008). Language in Alzheimer's disease. The Journal of Clinical Psychiatry, 69(8), 1223-1227.

Zinn, S., Dudley, T. K., Bosworth, H. B., Hoenig, H. M., Duncan, P. W., & Horner, R. D. (2004). The effect of poststroke cognitive impairment on rehabilitation process and functional outcome. Archives of Physical Medicine and Rehabilitation, 85(7), 1084-1090.

노인의 인지-의사소통 평가

Chapter **05**

05 노인의 인지-의사소통 평가

노년기의 인지-언어적 변화는 MCI, 치매 등 신경학적 질환의 초기 단계와 구별하기가 어렵다. 즉 노화는 정상군과 신경학적 질환군의 경계에 위치하므로 인지-의사소통의 수준을 정확히 진단하기가 쉽지 않다(Boutsani, 2003). 특히 노인의 주관적 호소는 객관적인 평가를 통해 드러나지 않는 경우가 많다. 또 MCI나 치매 초기의 몇몇 인지-의사소통 양상은 정상적인 노화 단계와 잘 구별되지 않는다.

그럼에도 불구하고 노화에 따른 인지-의사소통의 변화를 명확히 진단할 필요가 있다. 인지 및 의사소통 측면에서 나타나는 전조 증상을 확인함으로써 신경학적 질환을 적극적으로 예방할 수 있기 때문이다.

노화로 인한 영향은 다음의 세 가지 관점에서 평가된다(Woodford & George, 2007). 첫째, 인지-의사소통 측면에서 이전과 다른 변화나 어려움이 있는지를 확인하는 선별적 관점이다. 둘째, MCI, 치매 등 신경학적 질환의 발병에 대한 진단적 관점이다. 셋째, 인지-의사소통의 결함 정도와 세부적인 양상을 파악하여 선결적인 조치를 취하기 위한 예방적 관점이다.

이처럼 다양한 관점에서 노화의 영향을 평가할 때 고려해야 할 사항이 있다. 먼저 사회적·기능적·직업적 활동에 영향을 주는 정도를 파악해야 한다(이미숙, 김향희, 2012). 또 인지 및 의사소통의 특수성을 반영하여 다차원적이고 포괄적으로 파악해야 한다.

본 장에서는 노인의 인지 및 의사소통을 평가하기 위한 접근법을 다룬다. 여기에는 기능적이거나 주관적인 방법이 포함된다. 노인의 인지-의사소통과 함께 고려해야 할 다른 영역들도 추가적으로 논의된다.

1. 인지 평가

노인의 인지 능력을 평가할 때 노화에 민감한 하위 영역을 다양하게 고려해야 한다. 주의력, 기억력, 지남력, 시지각력 등은 다른 인지나 언어 과제를 수행하는 데 기초가 된다. 작업기억은 다영역적 인지 체계로서, 개인에 따라 용량이 다르고 인지 언어 과제의 수행에 큰 영향을 미친다. 조직화 능력, 추론력, 문제해결력, 집행기능과 같은 HOC는 여러 하위 영역이 복합적으로 연계되어야 정상적인 처리와 수행이 가능하다.

주의력은 기억력이나 다른 인지 영역의 영향이 최소화된 과제로 평가하는 것이 바람직하다. 예를 들어, 지속주의력은 시각적 요구나 자극이 많을수록 연령 효과가 크게 나타난다. 분리주의력 과제는 주의의 전환이나 과제별로 요구되는 부담 등을 감안하여 선정한다(Kramer, Hahn, & Gopher, 1999).

주의력을 하위 영역별로 평가하기 위한 국외 도구로 Attention Process Training-3(APT-3; Sohlberg & Mateer, 2011)이 대표적이다. 지속주의력, 선택주의력, 교대주의력 등 주의력을 세분화하여 평가와 중재에 활용하도록 구성되어 있다. 주의력에 대한 하위 검사가 포함된 도구로는 Alzheimer's Disease Assessment Scale-Cognitive subscale(ADAS-Cog; Mohs, Rosen, & Davis, 1994), Blessed Information-Memory-Concentration Test(BIMC; Blessed, Tomlinson, & Roth, 1968), Cambridge Neuropsychological Test Automated Battery(CANTAB; Sahakian, 1988), Repeatable Battery for the Assessment of Neuropsychological Status(RBANS; Randolph, 1998) 등이 있다. CANTAB은 컴퓨터 프로그램을 활용해 반응시간을 정확히 확인할 수 있다. RBANS의 경우 심도의 주의력장애를 대상으로 단시간 내에 반복적인 평가가 가능하다. 국내 도구로는 서울신경심리검사 2판(Seoul Neuropsychological Screening Battery Ⅱ: SNSB-Ⅱ; 강연욱, 장승민, 나덕렬, 2012) 내 하위 검사인 숫자 폭 및 글자 지우기 검사가 대표적이다.

노인의 기억력을 평가할 때 고려할 변수로는 연상, 단서, 새로운 정보의 양, 작업기억 용량 등이 있다. 기억력에 대한 표준화 도구나 하위 검사는 비교적 다양하게 개발되어 있다. 하위 검사로서 기억력을 평가하는 국외 도구로는 Arizona Battery for Communication Disorders of Dementia(ABCD; Bayles & Tomoeda, 1993), ADAS-Cog, Neurobehavioral Cognitive Status Examination(NCSE; Kiernan, Mueller, & Langston, 1988), BIMC, CANTAB, Cambridge Cognitive Examination(CAMCOG; Roth, 1998), RBANS, Test of Language Competence-

Extended(TLC–E; Wiig & Secord, 1989) 등이 있다. ABCD는 이야기 다시 말하기(즉각/지연), 단어 학습 등의 과제를 통해 일화기억을 다양하게 평가한다. RBANS의 기억력 검사에는 숫자나 이야기 산출 과제 등이 포함된다.

국내 도구인 노인기억장애검사(Elderly Memory Disorder Scale: EMS; 최진영, 2007)는 언어 학습, 이야기 회상, 숫자 및 시공간 폭 등을 평가한다. 노인인지기능검사(Literacy Independent Cognitive Assessment: LICA; 심용수 외, 2016)는 비문해 노인의 특성을 반영하여 기억력을 심층적으로 파악할 수 있다. 이밖에 SNSB–Ⅱ의 서울 단어학습 검사, 레이-오스테리스 복합도형 검사(Rey–Osterrieth Complex Figure Test: ROCF) 등이 활용된다. 한국판 CERAD 평가집(Consortium to Establish a Registry for Alzheimer's Disease–K: CERAD–K; 우종인 외, 2015)의 기억력 하위 검사는 단어목록의 기억·회상·재인, 구성 회상 등을 평가하는 데 유용하다.

작업기억에 중점을 둔 평가 과제로는 숫자 바로 따라말하기(digit span forward) 및 거꾸로 따라말하기(digit span backward), 그리고 숫자세기 폭, 읽기 및 듣기 폭, 연산 폭 등의 구어 폭(verbal span) 검사가 주로 활용된다. 비구어적 차원의 시공간 폭 검사에는 코지 블록(Corsi blocks), 시각 패턴(visual patterns), n–back 등의 과제가 있다.

HOC는 다영역적 연계성 때문에 평가 시 주의가 요망된다. 조직화 능력의 범주화 과제는 범주의 전형성과 친숙도, 방해 요인, 사회적 요인 등이 평가의 변수가 된다(이미숙, 김향희, 2012; Smith & Minda, 2001). 노인의 이해 능력, 반응 속도, 전략, 작업기억 등에 따라 추론 과제의 수행력이 다르고, 주어진 과제에 대한 친숙도가 문제해결 능력을 좌우하기도 한다(Emery, Hale, & Myerson, 2008; Salthouse, 2005). 연령이 높을수록 문제해결을 요하는 과제에서 회피-거부 전략을 더 자주 사용하기 때문에 평가 시 이를 고려해야 한다(Blanchard–Fields, Mienaltowski, & Seay, 2007).

HOC에 대한 하위 검사가 포함된 국외 도구에는, NCSE, CAMCOG, TLC–E, ADAS–Cog, CANTAB, ASHA Functional Assessment of Communication Skills in Adults(ASHA–FACS; Frattali et al., 2017) 등이 있다. NCSE는 추론력과 판단력 과제, CAMCOG는 컴퓨터 프로그램화된 추상적 사고 과제를 수행하도록 구성되어 있다. ASHA–FACS는 일상적인 활동에 대한 계획 및 실행 능력을 평가하는 질문지 형식으로 이루어져 있다. 예를 들어, 달력 및 전화기의 사용, 약속 이행, 시간 관념, 지도 보기 등 일상생활의 기능성을 파악하는 데 유용하다.

HOC 중 집행기능은 하위 체계별로 다양한 과제를 통해 평가한다(이미숙, 김수련, 2020). 카드 분류, 기호잇기(trail–making), 구어 유창성 검사(예: FAS verbal fluency test), 탑 검사(예: Hanoi tower test) 등은 신경심리 평가에 흔히 활용되며, 스트룹(Stroop), 정지 신호(stop signal) 등의 과제를 통해 억제 능력을 파악한다. 업데이트 능력은 숫자 모니터링, n-back 과제, 그리고 전환 능력은 덧셈-뺄셈, 문자-문자, 부분-전체 등의 과제로 살펴볼 수 있다.

노인의 인지 능력을 평가하는 국내외 도구는 표 5-1에 제시하였다.

2. 의사소통 평가

노인의 의사소통 능력은 인지, 기능적 측면, 화용 등의 요소를 복합적으로 고려하여 평가한다. 예를 들어, 비유언어를 처리하는 데에는 개념적 단위를 통합하는 인지-언어 능력이 필수적으로 요구된다(Benítez-Burraco, 2017). 즉 다영역적인 사고 과정과 뇌의 재조정 기능이 고루 관여한다. 이 같은 특성을 반영한 국내 도구로 인지-의사소통장애 간편검사(Brief test of Cognitive-Communication Disorders: BCCD; 이미숙, 김보선, 임재성, 2021년 출간 예정)가 있다(표 5-2).

담화는 노인의 의사소통 기능을 포괄적으로 반영한다. 나이가 들수록 발화가 장황하고 효율성이 떨어진다(김보선, 이미숙, 2020; Ruffman et al., 2010). 사회적 또는 상황적 맥락에서 벗어나는 발화가 산출되기도 한다(글상자 5-1). 또 전체적으로 일관된 주제를 유지하기가 어렵다. 이에 대한 근거는 다음과 같다(김보선, 이미숙, 2019). 첫째, 담화를 산출하는 동안 사전적 지식에 대한 접근 및 통사적 계획에서 어려움을 보이는 언어 특이적 손상에 기인한다(Mortensen, Meyer, & Humphreys, 2006). 둘째, 작업기억에서 불필요한 정보를 억제하지 못하는 억제 결함 모델에 근거한다(Arbuckle & Gold, 1993; James et al., 1998). 셋째, 노인의 발화 목적은 객관적이거나 주제에 부합되기보다 개인적 내러티브, 회상담(reminiscence), 정체성을 공고히 하는 데 있으므로 화용론적 변화 가설이 작용한다(James et al., 1998).

노인의 기능석 의사소동을 평가하는 국외 도구로는, ASHA-FACS, Communication Activities of Daily Living-3(CADL-3; Holland, Fromm, & Wozniak, 2018), Functional Communication Profile(Sarno, 1969), Communication Profile(Payne, 1994), Conversational Rating Scales(Erlich & Barry, 1989; Garrett, 1999), TLC-E 등이 있다. ASHA-FACS는 일상생활의 기능적 의사소통

수준을 측정하며, CADL-3은 일상 환경에 대한 직접적인 반응을 평가하는 역할놀이 과제로 구성되어 있다. TLC-E는 비유언어, 화행 등을 통해 화용언어 능력을 세부적으로 평가한다.

글상자 5-1. **노인의 화용 표현 예시**

과제: 화용 표현(이미숙, 김보선, 2019)

영화관에 간 경수는 매표소에서 영화표를 산 후 안으로 들어가 자신의 좌석으로 갔다. 그런데 그 자리에 다른 사람이 앉아 있었다. 경수는 이 사람에게 뭐라고 말할까요?

	반 응
〈노인 1〉 74세, 남, 교육연수 12년	자리를 비켜 주세요.
〈노인 2〉 75세, 남, 교육연수 12년	같이 앉읍시다.
〈노인 3〉 80세, 남, 교육연수 6년	나 좌석이다.
〈노인 4〉 84세, 남, 교육연수 12년	자리를 잘못 앉았습니다. 비켜 주세요.
〈노인 5〉 76세, 여, 교육연수 4년	내 자린데 왜 앉았어요?
〈노인 6〉 77세, 여, 교육연수 0년	자기 자리라고 비키라고.
〈노인 7〉 88세, 남, 교육연수 9년	내 좌석이다. 비켜 주세요.

노인의 의사소통 능력을 평가하는 국내외 도구는 표 5-1에 제시하였다.

표 5-1 노인의 인지-의사소통 평가도구

도구명	평가 영역
ABCD (Arizona Battery for Communication Disorders of Dementia)	• 시공간 구성력, 기억력(일화기억) • 언어 표현 및 이해, 따라말하기, 읽기, 이름대기
ADAS-Cog (Alzheimer's Disease Assessment Scale-Cognitive subscale)	• 주의력, 지남력, 기억력, 집행기능 • 언어 표현 및 이해, 이름대기
ASHA-FACS (ASHA Functional Assessment of Communication Skills in Adults)	• 집행기능 • 기능적 의사소통
BIMC (Blessed Information-Memory-Concentration Test)	• 주의력, 기억력
CADL-3 (Communication Activities of Daily Living-3)	• 기능적 의사소통: 비유언어, 유머, 화용, 읽기, 쓰기
CAMCOG (Cambridge Cognitive Examination)	• 지각력, 지남력, 기억력, 계산력, 추상적 사고력 • 언어 표현 및 이해
CANTAB (Cambridge Neuropsychological Test Automated Battery)	• 주의력, 기억력, 집행기능
Communication Profile Conversational Rating Scales Functional Communication Profile	• 기능적 의사소통
NCSE (Neurobehavioral Cognitive Status Examination)	• 기억력, 계산력, 추론력/판단력 • 언어 표현 및 이해, 이름대기
TLC-E (Test of Language Competence-Extended)	• 기억력, 문제해결력 • 비유언어, 화행
노인기억장애검사 (Elderly Memory Disorder Scale: EMS)	• 언어적 및 비언어적 기억, 작업기억 • 시공간력, 개념화 능력
노인인지기능검사 (Literacy Independent Cognitive Assessment: LICA)	• 주의력, 시공간구성력, 기억력, 계산력, 집행기능 • 의미 및 언어
서울신경심리검사 2판 (Seoul Neuropsychological Screening Battery: SNSB-II)	• 주의력, 시공간력, 기억력, 전두엽/집행기능 • 언어 및 관련 기능: 자발화, 이해, 따라말하기, 이름대기, 읽기 및 쓰기 등
한국판 CERAD 평가집 (Consortium to Establish a Registry for Alzheimer's Disease-K: CERAD-K)	• 기억력, 지남력, 시공간력 • 언어: 유창성, 이름대기 등

출처: 이미숙, 김보선(2019), 이미숙, 김향희(2012)

표 5-2 인지−의사소통장애 간편검사(BCCD)의 구성

영역	하위 영역		문항 수
인지	주의력	선택주의력	1
		분리주의력	1
	시지각력	시각 구성	1
	기억력	작업기억(구어/비구어)	2
		회상/재인	1
	고차원적 인지(HOC)	조직화 능력	2
		추론력	2
		문제해결력	3
		집행기능	2
의사소통	이해	비유언어	3
		상징/기호	1
	표현	단어유창성	2
		단어 정의	1
		비유언어	1
	읽기/쓰기	읽기 이해	1
		받아쓰기	1
	화용언어	담화	1
		화용 표현	1
총계			27

출처: 이미숙, 김보선(2019)

3. 주관적 인지-의사소통 평가

정상 노인의 대다수가 인지–의사소통의 변화를 주관적으로 호소한다. 이 같은 호소가 신경학적 질환의 전조 증상으로서 유효한지 여부는 논쟁적이다. 궁극적으로 노인의 주관적 호소가 객관적인 인지–의사소통 능력을 얼마나 정확히 반영하는지가 관건이다(이미숙, 김보선, 2020).

노년층의 인지–의사소통 능력에 대한 주관적인 평가로서 흔히 두 가지 방법이 활용된다. 본인의 주관적 호소에 기반하여 평정하는 자기 보고형(self-report) 평가, 그리고 가족, 친지, 지인 등 의미 있는 관찰자의 보고나 평정에 의존하는 정보제공자 보고형(informant-report) 평가가 있다. 주관적 평가는 임상 현장에서 직접 실시할 필요가 없어 평가에 대한 접근성이 높고, 일상의 기능적인 측면을 반영하는 데 용이하다(Buelow et al., 2014; Chung & Man, 2009). 이 때문에 정상적인 노화와 신경학적 질환을 변별하는 데 활용되기도 한다. 그림 5-1은 정상 노인의 인지–의사소통에 대한 주관적 평가의 수행력을 MCI 및 AD와 비교한 결과이다.

노인의 인지–의사소통 능력을 파악하기 위해 여러 유형의 주관적 평가도구가 활용되는데, 그 대상이나 영역은 도구마다 다양하다. 국외 도구 중에는 Informant Questionnaire on Cognitive Decline in the Elderly(IQCODE; Jorm, 2004)가 가장 널리 활용된다. IQCODE는 객관적인 인지–언어 능력과의 상관성이 입증된 바 있으며, 특히 기억력과 높은 상관관계가 있다는 보고가 많다(Edmonds et a., 2014; Li, Jia, & Jia, 2012; Slavin et a., 2015). 이밖에 Cognitive Difficulties Scale(CDS; McNair & Kahn, 1983), Everyday Cognition Scales(ECS; Farias et al., 2008), Cambridge Examination for Mental Disorders of the Elderly(CAMDEX) informant interview (Roth et al., 1986), Dysexecutive Questionnaire(DQ; Wilson et al., 1996) 등이 자기 보고형 또는 정보제공자 보고형 평가도구로서 활용된다(이미숙, 2015a; 이미숙, 2015b).

국내 도구로는 한국어판 IQCODE(IQCODE-K; 이동우 외, 2005), 인지장애 선별 설문지(Korean Dementia Screening Questionnaire: KDSQ; 전영지, 윤경은, 김영식, 2010), 삼성치매척도(Samsung Dementia Questionnaire: SDQ; 최싱혜 등, 1998), 노년기 인지–언어능력에 대한 정보제공자 보고형 평가척도(Informant-report Scale on Cognitive-Linguistic abilities of the Elderly: ISCOLE; 이미숙, 2016a; 이미숙, 김보선, 임재성, 2021년 출간 예정) 등이 있다(표 5-3).

표 5-4에는 노인의 인지–의사소통에 대한 국내외의 주관적 평가도구가 제시되어 있다.

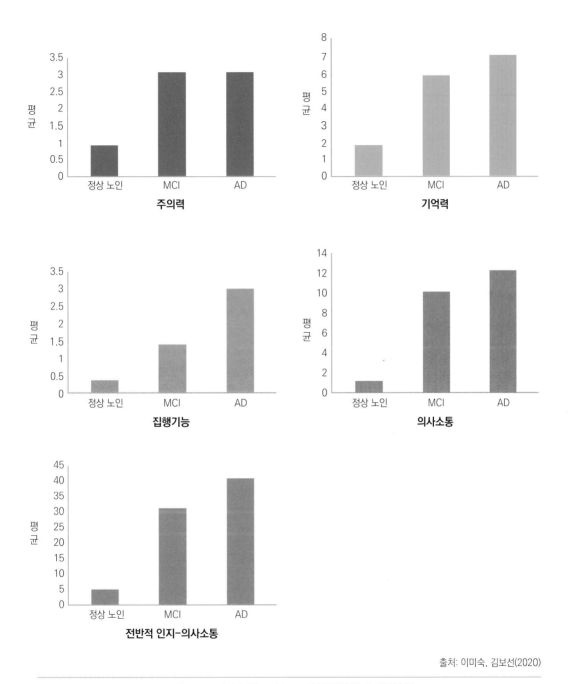

출처: 이미숙, 김보선(2020)

그림 5-1. **정상 노인, MCI, AD의 주관적 인지-의사소통**

표 5-3 노년기 인지-언어 능력에 대한 정보제공자 보고형 평가척도(ISCOLE)의 구성

영역	하위 영역	문항 수	문항 예
인지	주의력	2	대화나 일에 잘 집중하지 못합니까?
	지남력	3	오늘 날짜(월, 일, 요일)를 정확히 알지 못합니까?
	시지각력	2	익숙한 장소를 잘 찾아가지 못합니까?
	기억력	4	새로운 것을 배우는 것이 어렵습니까?
	조직화 능력	2	집안의 물건을 제자리에 잘 정리하지 못합니까?
	추론력	2	특정 상황의 원인을 잘 파악하지 못합니까?
	문제해결력	2	일상적인 문제에 대해 잘 판단하지 못합니까?
	집행기능	2	익숙한 도구나 기계를 다루는 것이 어렵습니까?
언어	이해/표현/이름대기/읽기/쓰기/계산/화용	8	자신의 의견이나 감정을 잘 표현하지 못합니까?
총계		27	

출처: 이미숙(2016a), 이미숙, 김보선(2020)

표 5-4 노인의 인지-언어 능력에 대한 주관적 평가도구

도구명	평가 유형	평가 대상	평가 영역
MMQ, PRMQ	정보제공자/자기 보고	모든 대상	기억력
DQ	정보제공자/자기 보고	모든 대상	집행기능
CDS, SCC, SECQ, ECS	정보제공자/자기 보고	모든 대상	인지-언어 전반
AD8, KDSQ	정보제공자/자기 보고	치매	인지-언어 전반
CAMDEX informant interview, IQCODE-K	정보제공자 보고	모든 대상	인지-언어 전반
AQ, SDQ	정보제공자 보고	치매	인지-언어 전반
IQCODE	정보제공자 보고	노인	인지-언어 전반
MCQ	자기 보고	모든 대상	기억력
IQCODE-SR	자기 보고	노인	인지-언어 전반

MMQ=multifactorial memory questionnaire; PRMQ=prospective and retrospective memory questionnaire; DQ=dysexecutive questionnaire; CDS=cognitive difficulties scale; SCC=subjective cognitive complaints; SECQ=self-evaluation complaint questionnaire; ECS=everyday cognition scales; AD8=8-item interview to differentiate aging and dementia; KDSQ=Korean dementia screening questionnaire; CAMDEX informant interview=Cambridge examination for mental disorders of the elderly informant interview; IQCODE-K=informant questionnaire on cognitive decline in the elderly-Korean version; AQ=Alzheimer's questionnaire; SDQ=Samsung dementia questionnaire; IQCODE=informant questionnaire on cognitive decline in the elderly; MCQ=memory complaint questionnaire; IQCODE-SR=self-report IQCODE.

출처: 이미숙(2015b)

주관적 인지-의사소통 평가는 노인뿐 아니라 MCI, 치매 등 신경학적 질환군에서 객관적 수행력과의 상관성이 입증되었다(박영호 외, 2015; 이미숙, 2016b; 이미숙, 김보선, 2020; 이선주 외, 2018). 또 노인의 객관적 인지-언어 능력에 대한 예측인자를 주관적 평가의 영역별로 살펴볼 수도 있다. 예를 들어, 노인의 기억력과 조직화 능력은 자기 보고형 평가의 언어 능력을 통해 가장 잘 예측된다(이미숙, 2016b). 또 정보제공자 보고형의 언어 능력은 시지각력과 문제해결력의 주요 예측인자이다(표 5-5).

4. 기타 평가

노년기의 인지-의사소통을 평가할 때 추가적으로 고려할 요소가 있다. 노화로 인한 인지-의사소통의 변화는 '삶의 질'이라는 맥락 안에서 유기적으로 다루어야 한다. 따라서 신체적 및 정신적 건강, 교육과 여가, 소득, 환경적 및 심리사회적 지표 등과 연계할 필요가 있다(표 5-6 및 그림 5-2).

표 5-5 노인의 객관적 인지-의사소통에 대한 주관적 예측인자

객관적 인지-의사소통 영역	예측인자(주관적 평가 유형)
지남력	문제해결력(자기 보고형)
시지각력	언어 능력(정보제공자 보고형)
기억력	언어 능력(자기 보고형)
조직화 능력	언어 능력(자기 보고형)
추론력	언어 능력(자기 보고형), 문제해결력(정보제공자 보고형)
문제해결력	언어 능력(정보제공자 보고형)
집행기능	기억력(정보제공자 보고형)
언어 능력	기억력(정보제공자 보고형)
인지-언어 전반	언어 능력(정보제공자 보고형)

출처: 이미숙(2016b)

표 5-6 노인의 삶의 질 지표 체계의 세부 내용

대영역	개별지표	객관적 지표	주관적 지표
소득 (4개 지표)	상대빈곤율	O	
	경제적 박탈 경험률	O	
	공적연금 수급률	O	
	경제상태 만족률		O
건강 (4개 지표)	운동실천율	O	
	공적 장기요양보호율	O	
	건강기간 비율(건강수명과 평균수명 간 비율)	O	
	주관적 건강인지율		O
교육 및 여가 (3개 지표)	고등교육 이수율	O	
	평생교육 참여율	O	
	여가활동 참여율	O	
가족 및 공동체 (4개 지표)	유배우율	O	
	가족관계 만족률	O	
	친한 친구·이웃이 있는 비율	O	
	노인의 사회적 위상 평가		O
시민참여 (3개 지표)	사회단체 참여율	O	
	자원봉사활동 참여율	O	
	정치적 자기역량인식		O
안전 및 환경 (4개 지표)	노인학대 피해 경험률	O	
	노인자살률	O	
	사회안전에 대한 만족률		O
	주거환경 만족률		O
6개 영역	22개 지표	16개 지표	6개 지표

출처: 정경희 외(2017)

　노인의 삶의 질을 평가하기 위해 세계보건기구 삶의 질 척도(World Health Organization Quality of Life: WHOQOL; WHO, 1998)와 이의 단축형인 WHOQOL-BREF(WHO, 1998)가 널리 활용된다. 이는 WHO가 개발한 삶의 질 관련 척도로서 전반적 삶의 질, 신체적 건강, 심리, 사회적 관계, 환경 등 5개 영역을 평가한다. 국내에서는 한국판 WHOQOL(민성길, 김광일,

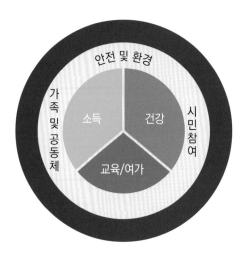

출처: 정경희 외(2017)

그림 5-2. **노인의 삶의 질 지표 체계**

박일호, 2002)이 활용된다. 또 다른 지표로서 경제협력개발기구(OECD)의 Better Life Index, Active Ageing Index, Global AgeWatch Index 등이 있다(정경희 외, 2017).

삶의 질 측면에서 노인의 심리-정서 측면도 평가 시 고려해야 할 영역 중 하나이다. 고령화 시대가 되면서 우울은 개인적 차원을 넘어 사회인지적으로 접근하는 추세이다. 우울의 정도를 평가하기 위해 노인우울척도(Geriatric Depression Scale: GDS)와 단축형 노인우울척도(GDS-15)가 널리 활용된다(Yesavage et al., 1982). 국내에서도 이들에 대한 신뢰도와 타당도가 검증된 바 있다(박현석 외, 2006). 이밖에 Zung Self-rating Depression Scale(SDS; Zung, 1965), Beck Depression Inventory-2(BDI-2; Beck et al., 1996), Center for Epidemiological Studies Depression Scale(CES-D; Radloff, 1977), Hamilton Rating Scale for Depression(HRS-D; Hamilton, 1980) 등의 국외 도구가 있으며, 이들 중 일부가 국내에서 표준화되거나 연구되었다.

심리-정서 측면의 한 영역으로 자기효능감(self-efficacy)이 있다. 자기효능감은 특정 결과를 성취하기 위해 필요한 행동을 성공적으로 조직하고 실행하는 스스로의 능력에 대한 신념이다(Bandura, 2010; Blazer, 2002). 노인의 자기효능감은 노화의 한계를 수용함과 동시에 또 다른 잠재력을 인식하도록 자극함으로써 제한점을 보완하는 역할을 한다. 국내외적으로 활용도가 높은 자기효능감 척도로는 Sherer et al. General Self-Efficacy Scale(SGSES; Sherer et al., 1982), Scale of Perceived Social Self-Efficacy(PSSE; Smith & Betz, 2000), Social Self-Efficacy Scale(Fan & Mak, 1998) 등이 있다. 이에 근거해 국내에서도 다양한 대상군에 적용할 수 있는 척도들이 연구되고 있다.

노인의 청력 문제도 인지-의사소통 및 삶의 질 차원에서 반드시 고려해야 한다. 노인성 난청은 단순히 듣기의 어려움뿐 아니라 우울과 같은 심리적 위축과 인지 손상을 가중시켜 삶의 질을 낮춘다(Ciorba et al., 2012). 예컨대, 난청 노인은 청각적 처리 능력이 낮아 단어인지도가 떨어진다. 또 베타 아밀로이드(beta-amyloid)가 베르니케영역에 축적되어 인지장애와 치매로의 진전율을 높인다(Lin et al., 2011; Martin & Clark, 2015).

따라서 노인성 난청의 조기 진단은 신경학적 질환을 예방하고 삶의 질을 높이는 데 매우 중요하다. 진단을 위해서는 객관적인 청각 검사뿐 아니라 청력 손실이 일상생활에 미치는 영향의 정도를 평가하는 청각장애지수(hearing handicap)가 활용된다. 국외에는 Hearing Handicap Inventory for the Elderly(HHIE; Ventry & Weinstein, 1982), Profile of Hearing Aid Benefit(PHAB; Cox, Gilmore, & Alexander, 1991), Client Oriented Scale of Improvement(COSI; Dillon, Birtles, & Lovergrove, 1999), International Outcome Inventory for Hearing Aids(IOI-HA; Cox, Stephens, & Kramer, 2002) 등의 척도가 있다. 이들 중 일부는 국내에 번역본이 소개되거나 한국 노인성 난청의 청각장애지수(Korean Hearing Handicap Inventory for the Elderly: KHHIE; 구호림, 김진숙, 2000)와 같이 신뢰도가 검증된 바 있다.

이외에도 노인의 인지-의사소통을 평가할 때 추가적으로 고려할 요소들이 있다. 즉 ① 대인 및 사회 관계, 사회 행동, 일상생활 정도 등과 관련된 사회적 기능 척도, ② 가족 지지, 사회적 관계망, 사회적 지원 및 지지를 포함한 사회적 관계망 척도, ③ 가족 결속과 같은 가족 관련 척도, ④ 신체 기능, 주관적 건강 상태, 지각된 장애성, 통증 등의 건강 및 신체 관련 척도 등이다.

참고 문헌

강연욱, 장승민, 나덕렬 (2012). 서울신경심리검사 2판. 서울: 휴브알엔씨.

구호림, 김진숙 (2000). 한국 노인성난청의 청각장애지수(KHHIE)에 관한 검사-재검사 신뢰도. Communication Sciences and Disorders, 5(1), 133-154.

김보선, 이미숙 (2019). 중고령층과 초고령층 담화 산출의 통일성과 효율성 비교. Audiology and Speech Research, 15(1), 63-70.

김보선, 이미숙 (2020). 인지-의사소통장애 간편검사 개발을 위한 예비연구: 담화 문항의 성인 적용. 언어치료연구, 29(1), 59-69.

민성길, 김광일, 박일호 (2002). 한국판 세계보건기구 삶의 질 척도 지침서. 서울: 하나의학사.

박영호, 김기정, 염진섭, 김상윤 (2015). Usefulness of the Informant Questionnaire on Cognitive Decline in the Elderly for predicting postoperative delirium in elderly patients: A pilot study. Dementia and Neurocognitive Disorders, 14(3), 120-122.

박현석, 등정영작, 이차임, 오정은, 홍성호, 조주연 (2006). 노인 환자에서 다양한 단축형 노인우울척도의 비교. 가정의학회지, 27(5), 364-369.

심용수, 유승호, 유희진, 이동우, 이준영, 정지향, … 한설희 (2016). 노인인지기능검사(LICA). 서울: 인싸이트.

우종인, 이동영 외 (2015). 한국판 CERAD 평가집(Consortium to Establish a Registry for Alzheimer's Disease-K: CERAD-K). 서울: 서울대학교출판문화원.

이동우, 이준영, 류성곤, 조성진, 홍창형, 이정호, … 박상훈 (2005). 한국어판 Informant Questionnaire on Cognitive Decline in the Elderly(IQCODE)의 타당도. Journal of the Korean Geriatrics Society, 9(3), 196-202.

이미숙 (2015a). 메타분석을 통한 주·객관적 인지-언어 평가 간 상관성 연구: 정상 노년층, MCI, 치매 환자를 중심으로. 한국산학기술학회논문지, 16(11), 7414-7423.

이미숙 (2015b). 노년기 인지-언어 능력에 대한 정보제공자 보고형 평가척도(ISCOLE)의 내용타당도 연구. 언어치료연구, 24(4), 275-286.

이미숙 (2016a). 노년기 인지-언어 능력에 대한 정보제공자 보고형 평가척도(ISCOLE)의 신뢰도 및 타당도 연구. Communication Sciences and Disorders, 21(1), 151-161.

이미숙 (2016b). 정상 노년층의 인지-언어 능력에 대한 주-객관적 평가 간 상관성. 한국산학기술학회논문지, 17(5), 548-556,

이미숙, 김보선 (2019). 인지-의사소통장애 간편검사(BCCD) 개발을 위한 예비연구. 특수교육재활과학연구, 58(4),

321-344.

이미숙, 김보선 (2020). A Preliminary study for the development of Informant-Report Scale on Cognitive-Linguistic Abilities of the Elderly: Focused on mild cognitive Impairment and Alzheimer's disease. Audiology and Speech Research, 16(2), 167-174.

이미숙, 김보선, 임재성 (2021년 출간 예정). 인지-의사소통장애 간편검사(Brief test of Cognitive-Communication Disorders: BCCD). 서울: 인사이트.

이미숙, 김수련 역 (2020). 의사소통장애: 정보 처리 접근. Peach, R.K. 외 공저. 서울: 학지사.

이미숙, 김향희 (2012). 노년층의 인지-화용언어 능력 평가: 평가도구 및 내용타당도 연구. 한국콘텐츠학회논문지, 12(5), 280-292.

이선주, 한정훈, 황정원, 백종우, 한창수, 박문호 (2018). Screening for normal cognition, mild cognitive impairment, and dementia with the Korean Dementia Screening Questionnaire. Psychiatry Investigation, 15(4), 384-389.

전영지, 윤경은, 김영식 (2010). 국민건강보험공단 일반 검진 설문지에 포함된 인지기능 선별문항(KDSQ-P)의 유용성. 대한임상건강증진학회지, 10(2), 45-52.

정경희, 오영희, 황남희, 오미애, 이선희, 김정석 (2017). 노인의 삶의 질 지수 개발(연구보고서 2017-25). 세종: 한국보건사회연구원.

최성혜, 나덕렬, 강연욱, 이원용, 박병주 (1998). Samsung Dementia Questionnaire의 타당도와 신뢰도 평가. 대한신경과학회지, 16(3), 307-314.

최진영 (2007). 노인 기억장애 검사. 서울: 인싸이트.

Arbuckle, T. Y., & Gold, D. P. (1993). Aging, inhibition, and verbosity. The Journals of Gerontology, 48(5), 225-232.

Bandura, A. (2010). Self-efficacy. In I. B. Weiner & W. E. Craighead (4th eds.). The Corsini encyclopedia of psychology. Hoboken, NJ: John Wiley and Sons.

Bayles, K. A., & Tomoeda, C. K. (1993). Arizona Battery for Communication Disorders of Dementia. Austin, TX: Pro-Ed.

Beck, A. T., Steer, R. A., Ball, R., & Ranieri, W. (1996). Comparison of Beck Depression Inventories-IA and-II in psychiatric outpatients. Journal of Personality Assessment, 67(3), 588-597.

Benítez-Burraco, A. (2017). Figurative language, language disorders, and language(s) evolution. Frontiers in Psychology, 8, 1713.

Blanchard-Fields, F., Mienaltowski, A., & Seay, R. B. (2007). Age differences in everyday problem-solving effectiveness: Older adults select more effective strategies for interpersonal problems. The Journals of Gerontology, Series B: Psychological Sciences and Social Sciences, 62(1), 61-64.

Blazer, D. G. (2002). Self-efficacy and depression in late life: A primary prevention proposal. Aging and Mental Health, 6(4), 315-324.

Blessed, G. Tomlinson, B. E., & Roth, M. (1968). The association between quantitative measures of dementia and of senile change in the cerebral grey matter of elderly subjects. The British Journal of Psychiatry: the Journal of Mental Science, 114(512), 797-811.

Boutsani, M. (2003). Screening for dementia in primary care: A summary of the evidence for the U. S. preventative services task force. Annals of Internal Medicine, 138(11), 927-937.

Buelow, M. T., Tremont, G., Frakey, L. L., Grace, J., & Ott, B. R. (2014). Utility of the cognitive difficulties scale and association with objective test performance. American Journal of Alzheimer's Disease and Other Dementias, 29(8), 755-761.

Chung, J. C., & Man, D. W. (2009). Self-appraised, informant-reported, and objective memory and cognitive function in mild cognitive impairment. Dementia and Geriatric Cognitive Disorders, 27(2), 187-193.

Ciorba, A., Bianchini, C., Pelucchi, S., & Pastore, A. (2012). The impact of hearing loss on the quality of life of elderly adults. Clinical Interventions in Aging, 7, 159-163.

Cox, R. R., Gilmore, C,, & Alexander, G. (1991). Comparison of two questionnaires for patient assessed hearing aid benefit. Journal of the American Academy of Audiology, 2(3), 134-144.

Cox, R. M., Stephens, D., & Kramer, S. E. (2002). Translation of the International Outcomes Inventory for Hearing Aids (IOI-HA). International Journal of Audiology, 41(1), 3-26.

Dillon, H,, Birtles, G,, & Lovergrove, R. (1999). Measuring the outcomes of a national rehabilitation program: Normative data for the Client-Oriented Scale of Improvement (COSI) and the Hearing Aid User's Questionnaire (HAUQ). Journal of American Academy Audiology, 10, 67-79.

Edmonds, E., Delano-Wood, C. L., Galasko, D. R., Salmon, D. P., & Bondi, M. W. (2014). Subjective cognitive complaints contribute to misdiagnosis of mild cognitive impairment. Journal of the International Neuropsychological Society, 20(8), 836-847.

Emery, L., Hale, S.. & Myerson, J. (2008). Age differences in proactive interference, working memory, and reasoning. Psychology and Aging, 23(3), 634-645.

Erlich, J., & Barry, P. (1989). Rating communication behaviors in the head injured adult. Brain Injury, 3(2), 193-198.

Fan, C., & Mak, A. S. (1998). Measuring social self-efficacy in a culturally diverse student population. Social Behavior and Personality: an International Journal, 26(2), 131-144.

Farias, S. T., Mungas, D., Reed, B. R., Cahn-Weiner, D., Jagust, W., Baynes, K., & DeCarli, C. (2008). The measurement of Everyday Cognition (ECog): Scale development and psychometric properties. Neuropsychology, 22(4), 531-544.

Frattali, C. M., Thompson, C. K., Holland, A. L., Wohl, C. B., Wenck, C. J., Slater, S. C., & Paul, D. (2017). ASHA Functional Assessment of Communication Skills in Adults (ASHA-FACS). Maryland: American Speech-Language-Hearing Association.

Garrett, K. (1999). Measuring outcomes of group therapy. In R. Elman (Ed.), Group treatment of neurogenic communication disorders: The expert clinician's approach (pp. 17-30). Boston: Butterworth-Heinemann.

Hamilton, M. (1980). Rating depressive patients. Journal of Clinical Psychiatry, 41(12 Pt 2), 21-24.

Holland, A. L., Fromm, D., & Wozniak, L. (2018). Communication Activities of Daily Living-3. Austin, TX: Pro-Ed.

James, L. E., Burke, D. M., Austin, A., & Hulme, E. (1998). Production and perception of "verbosity" in younger and older adults. Psychology and Aging, 13(3), 355-367.

Jorm, A. F. (2004). The informant questionnaire on cognitive decline in the elderly (IQCODE): A review. International Psychogeriatrics, 16(3), 1-19.

Kiernan, R. J., Mueller, J., & Langston, J. W. (1988). Neurobehavioral cognitive status examination. California: Northern California Neurobehavioral Group, Inc.

Kramer, A. F., Hahn, S., & Gopher, D. (1999). Task coordination and aging: Explorations of executive control processes in the task switching paradigm. Acta Psychologica (Amst), 101(2-3), 339-378.

Li, F., Jia, X., & Jia, J. (2012). The informant questionnaire on cognitive decline in the elderly individuals in screening mild cognitive impairment with or without functional impairment. Journal of Geriatric Psychiatry and Neurology, 25(4), 227-232.

Lin, F. R., Metter, E. J., O'Brien, R. J., Resnick, S. M., Zonderman, A. B., & Ferrucci, L. (2011). Hearing loss and incident dementia. Archives of Neurology, 68(2), 214-220.

Martin, F. N., & Clark, J. G. (2015). Introduction to audiology (12th eds.). New York: Pearson.

McNair, D., & Kahn, R. J. (1983). Self-assessment of cognitive deficits. In J. Crook, S. Ferris, & R. Bartus (Eds.). Assessment of geriatric psychopharmacology. New Canaan, Connecticut: Mark Powley Associates Inc.

Mohs, R. C., Rosen, W. G., & Davis, K. L. (1994). Administration and scoring manual for the Alzheimer's disease assessment scale (Revised eds.). New York: The Mount Sinai School of Medicine.

Mortensen, L., Meyer, A. S., & Humphreys, G. W. (2006). Age-related effects on speech production: A review. Language and Cognitive Processes, 21(1-3), 238-290.

Payne, J. (1994). Communication profile: A functional skills inventory. San Antonio, TX: Communication Skill Builders.

Radloff, L. S. (1977). The CES-D Scale: A Self-Report Depression Scale for research in the general population. Applied Psychological Measurement. 1(3), 385-401.

Randolph, C. (1998). Repeatable battery for the assessment of neuropsychological status (RBANS). San Antonio, TX: Psychological Corporation.

Roth, M. (1998). The Cambridge Examination for Mental Disorder of the Elderly-revised, Cambridge: Cambridge University Press.

Roth, M., Tym, E., Mountjoy, C. Q., Huppert, F. A., Hendrie, H., Verma, S., & Goddard, R. (1986). CAMDEX: A standardized instrument for the diagnosis of mental disorder in the elderly with special reference to the elderly detection of dementia. British Journal of Psychiatry, 149(6), 698-709.

Ruffman, T., Murray, J., Halberstadt, J., & Taumoepeau, M. (2010). Verbosity and emotion recognition in older adults. Psychology and Aging, 25(2), 492-497.

Sahakian, B. J. (1988). A comparative study of visuospatial memory and learning in Alzheimer-type dementia and Parkinson's disease. Brain, 111(Pt 3), 695-718.

Salthouse, T. A. (2005). Effects of aging on reasoning. In K. J. Holyoak & R. G. Morrison (eds.), Cambridge handbook of thinking and reasoning. New York: Cambridge University Press.

Sarno, M. T. (1969). Functional communication profile. New York: Institute for Rehabilitation Medicine, NYU Medical Center.

Sherer, M., Maddux, J. E., Mercandante, B., Prentice-dunn, S., Jacobs, B., & Rogers, R. W. (1982). The Self-efficacy Scale: Construction and validation. Psychological Reports, 51(2), 663-671.

Slavin, M. J., Sachdev, P. S., Kochan, N. A., Woolf, C., Crawford, J. D., Giskes, K., ⋯, & Brodaty, H. (2015). Predicting cognitive, functional, and diagnostic change over 4 years using baseline subjective cognitive complaints in the Sydney memory and ageing study. American Journal of Geriatric Psychiatry, 23(9), 906-914.

Smith, H. M., & Betz, N. E. (2000). Development and validation of a scale of perceived social self-efficacy. Journal of Career Assessment, 8(3), 283-301.

Smith, J. D., & Minda, J. P. (2001). Journey to the center of the category: The dissociation in amnesia between categorization and recognition. Journal of Experimental Psychology: Learning, Memory, and Cognition, 27(4), 984-1002,

Sohlberg, M. M., & Mateer, C. (2011). Attention Process Training-3 Test (3nd eds.). Wake Forest, NC: Lash and Associates.

Ventry, I. M., & Weinstein, B. E. (1982). The Hearing Handicap Inventory for the Elderly: A new tool. Ear and Hearing, 3(3), 128-134.

WHO (1998). WHOQOL User Manual. https://www.who.int/mental_health/publications/whoqol/en/.

Wiig, E., & Secord, W. (1989). Test of Language Competence-Expanded Edition (TLC-E). San Antonio, TX: Pearson Assessments.

Wilson, B. A., Alderman, N., Burgess, P. W., Emslie, H., & Evans, J. J. (1996). The behavioural assessment of the dysexecutive syndrome. Bury St Edmunds: Thames Valley Company.

Woodford, H. J., & George, J. (2007). Cognitive assessment in the elderly: A review of clinical methods. QJM: Monthly Journal of the Association of Physicians, 100(8), 469-484.

Yesavage, J. A., Brink, T. L., Rose, T. L., Lum, O., Huang, V., Adey, M., & Leirer, V. O. (1982). Development and validation of a geriatric depression screening scale: A preliminary report. Journal of Psychiatric Research, 17(1), 37-49.

Zung, W. W. (1965). A self-rating depression scale. Archives of General Psychiatry, 12(1), 63-70.

노인의 인지-의사소통 중재

Chapter 06

06 노인의 인지-의사소통 중재

노화로 인한 인지-의사소통의 변화에 대처하는 것은 고령화 시대의 주요 관심사이다. 노인의 경미한 기억력장애는 불과 3~4년에 걸쳐 9~50%까지 심화된다(Goldman & Morris, 2001; Miller et al., 2013). 따라서 노화의 영향에 대한 예방적 중재가 필요하다(이미숙, 2016a; 이미숙, 2018; Brodziak et al., 2015). 인지-의사소통 기능이 노년기의 삶의 질과 직결된다는 점에서 이는 더욱 강조되고 있다(이미숙, 2016b; Forte et al., 2015). 실제로 예방적 중재에 대한 시도가 급증하고 있으나, 무엇보다 중재의 효과성과 신뢰도를 검증하는 일이 시급하다.

이처럼 중재의 필요성에 대한 인식이 증대함에도 불구하고 예방적 조치를 취하기 위한 임상적 여건은 매우 미흡한 실정이다. 국내에서는 주로 MCI, 치매, 뇌졸중 등 신경학적 질환으로 진단받은 노인을 중심으로 중재가 이루어진다. 이로 인해 임상 전 단계에서 전문적이고 효과성이 입증된 인지-의사소통 중재를 적용하는 데 한계가 있다. 중재의 필요성에 대한 인식도 개선의 여지가 많다. 박현 등(2012)의 연구에서 약 37%의 노인만 중재에 대해 긍정적인 참여 의사를 보였다.

중재의 효과성에 대한 검증도 매우 제한적으로 시도되고 있다. 예컨대, 노년층의 인지-의사소통 중재는 주로 MCI나 치매 노인을 대상으로 하거나 환자군과 정상군 간의 비교에 중점을 두는 경우가 많다. 최근에는 모바일, 빅데이터, 웨어러블(wearable), 인공지능 등 ICT(information and communications technologies) 기반의 중재 프로그램이 급증하면서 전문적이고 증거 기반적으로 효과성을 검토할 필요성이 제기된다(이미숙, 2016a).

본 장에서는 노인에 대한 인지-의사소통 중재의 필요성을 살펴보고, 중재 방법과 효과를 다양한 사례와 함께 소개한다.

1. 인지-의사소통 중재의 필요성

노인을 대상으로 한 인지-의사소통 중재의 필요성은 뇌가소성(plasticity)에 기반한다. 경험에 의해 형성되는 잠재력에 기반한 뇌가소성은 성인기 이후 점차 저하되지만 평생에 걸쳐 지속적으로 발현되는 기능이다(Stine-Morrow et al., 2014). 이는 적응력을 유연하게 조절하는 데 관여한다. 또 경험한 환경의 요구와 현재 보존된 능력 사이의 불균형에 따라 기능이 다르다. 예를 들어, 환경의 요구가 현재 보존된 능력의 범위를 초과하면 적응력을 향상시키는 데 필요한 환경적 요구에 부합하지 못한다(Payne et al., 2011). 새로운 상황에 적응하거나 학습하는 능력은 적응 기능을 조절하는 능력의 집합체, 즉 인지-언어 능력에 좌우된다(Stine-Morrow et al., 2014). 따라서 뇌가소성이 증진될수록 인지-언어 능력이 향상된다(Buschkuehl & Jaeggi, 2010).

노인에 대한 예방적 중재는 인지보존 능력의 차원에서도 필요하다(이미숙, 2015a; Stern, 2009). 인지보존 능력을 강화시킴으로써 보완적인 뇌 연결망으로 인지-의사소통 기능을 최적화 또는 극대화시킬 수 있기 때문이다. 따라서 인지보존 능력은 치매의 발병뿐 아니라 노화로 인한 인지-언어적 변화에 큰 영향을 미친다(Fritsch et al., 2007; Stern, 2002). 인지보존 능력이 높은 노인은 병리적 양상 없이 비교적 오래 인지-의사소통 기능을 유지한다. 이때 작용하는 인지보존 능력의 유형으로는 교육수준, 직업, 인지자극 활동, 다중언어의 사용 등이 있다. 특히 주의력, 시지각력, 기억력, 추론력, 언어 능력, 문제해결력이 인지보존 능력과 상관성이 높다(이미숙, 2015a). 이렇듯 인지보존 능력을 기반으로 한 정신 활동의 빈도는 노인의 인지-의사소통에 크게 관여하며, 나아가 치매의 발병률을 감소시키는 데 기여한다(Verghese et al., 2003).

노인을 대상으로 한 인지-의사소통 중재는 크게 세 가지 관점에서 논의된다. 첫째, 노인의 인지-언어적 결함이 일상 및 직업 생활을 방해하는 정도에 관한 논의이다(Kremen et al., 2012). 이를 통해 신경학적 질환으로의 진행을 예측할 수 있어 중재 수준이나 내용을 결정하는 데 매우 유용하다. 둘째, 노화에 따른 인지-의사소통 능력의 저하를 어느 정도까지 예방할 수 있는지에 대한 논의이다(Naqvi et al., 2013). 이는 중재 방법이나 시기 등에 따라 다를 수 있다. 셋째, 노인의 인지-의사소통 기능을 향상시키는 다양한 방법을 제안하기도 한다(Jones et al., 2013; Rebok et al., 2014). 이에는 중재 내용뿐 아니라 실질적인 중재 효과나 지속성 여부 등이 포함된다.

2. 인지-의사소통의 중재 방법

1) 중재 방식

노인의 인지-의사소통에 대한 중재 방식은 다음의 두 모델에 근거한다. 첫째, 훈련(training) 모델은 특정 인지-의사소통 영역에 초점을 두는 중재 방식이다. 훈련을 통해 인지 및 의사소통의 특정 능력을 중재한 후 훈련 내용과 유사하거나 다르게 나타나는 결과를 평가한다(Ball et al., 2002). 둘째, 참여(engagement) 모델은 다양하고 자극적인 환경에 개별적으로 참여함으로써 맥락에 기반한 중재를 시행하는 데 중점을 둔다. 즉 복합적인 활동, 여가 활동, 사회적 교류 등에 참여함으로써 상호관계적인 요소를 증진한다(Rohwedder & Willis, 2010; Verghese et al., 2003). 훈련 모델이 일상의 기능적인 능력을 반영하지 못하는 한계가 있는 반면, 참여 모델은 일상생활의 다양한 기능을 향상시킬 수 있다.

인지-의사소통 훈련은 하나 이상의 하위 영역을 향상시키기 위한 과제를 중심으로 특정 프로그램을 구성한다. 소리 내어 읽기나 간단한 계산 등의 학습 치료가 대표적인 예이다(Nouchi et al., 2012). 이 같은 과제는 전두 및 전전두 피질, 배측면(dorsolateral) 피질, 두정연합 피질에 대한 자극을 강화시킴으로써 노화로 인한 주의력, 기억력, 집행기능, 인지 처리 속도, 읽기 능력 등의 저하를 완화시킨다. 구어-시각 전환 훈련은 전대상피질(anterior cingulate cortex), 좌우측 하두정소엽(inferior parietal lobule) 및 우측 상두정소엽(superior parietal lobule)을 활성화하는 데 기여한다(Osaka, Otsuka & Osaka, 2012). 또 스트룹 과제를 활용한 훈련은 전대상피질, 좌측 하두정소엽과 배측면 전전두피질, 쐐기앞소엽(precuneus)을 활발히 자극한다.

정신 활동의 핵심 영역이자 다양한 인지-언어 처리의 결정 인자인 작업기억은 개인마다 용량이 다르다. 노화에 민감한 영역이지만 구조화된 훈련을 통해 향상될 수도 있다(Westerberg et al.,

2007). 특히 작업기억 중재에 활용되는 패러다임이나 접근법에 따라 여러 인지-의사소통 능력으로의 전이 효과(transfer effect)가 다르다.

보편적으로 작업기억 중재는 두 하위 요소에 기초한다. 즉 영역 일반적(domain-general) 또는 집행적 요소와 영역 특수적(domain-specific) 요소로서, 이들은 모두 작업기억과 HOC를 연결하는 역할을 한다(Kane et al., 2004). 영역 일반적 요소는 특정 유형의 정보나 감각 양식과 무관하게 처리되며, 작업기억으로부터 정보의 부호화와 유지, 인출을 지원한다. 또 주의력을 통제하거나 작업기억 완충기의 안팎으로 정보의 흐름을 전달하며, 무관한 정보원으로부터 방해를 차단한다. 반면 세부적인 전략과 연관된 영역 특수적 요소는 특정 형태의 정보를 유지하고 다루는 데 관여한다(Morrison & Chein, 2011). 영역 특수적 요소에 비해 집행적 주의력의 처리에 깊이 관여하는 영역 일반적 요소는 HOC의 주요 지표로 간주된다. 영역 특수적 요소가 작업기억의 여러 하위 처리에 영향을 미치는 것과 달리, 영역 일반적 요소에 기반한 중재는 광범위한 일반화 효과를 갖기 때문이다.

핵심훈련(core training: CT)은 영역 일반적 작업기억 기제에 기초하며, 영역 특수적 전략의 사용을 제한하고 자동화된 반응을 최소화하는 데 중점을 둔다(Morrison & Chein, 2011). 다양한 양식이 활용된 과제와 자극으로 구성되고, 방해의 제어와 빠른 부호화, 인출의 요구가 강화된다. 이러한 CT를 통해 다양한 수준의 능력에 적응할 수 있다. CT 과제에는 주로 순차적인 처리나 기억력의 업데이트 등이 포함된다(Olson & Jiang, 2004).

전략훈련(strategy training: ST)은 부호화, 유지, 작업기억으로부터의 인출에 효과적이며, 정보의 보존을 요하는 과제에서 수행력을 증진시키는 데 목표를 둔다(Morrison & Chein, 2011). 영역 특수적 전략에 해당하는 ST는 주로 기억력을 촉진하는 기술이 활용된다. 과제와 관련된 정보를 전략적으로 부호화하고 의미 지식 등 장기기억 속에 저장된 정보들 간의 상관성이 부각된다. 따라서 ST는 작업기억 기제 자체의 용량이나 효율성을 직접적으로 증진하기보다는 작업기억의 한계를 회피하는 방식을 취한다. 최근에는 작업기억의 수행력을 높이기 위해 보다 직접적인 목표를 취하기도 하며, 특정 작업기억 모델에 대한 구분이 모호해지는 추세이다.

그림 6-1은 CT와 ST를 활용한 작업기억 및 언어 중재의 예이다.

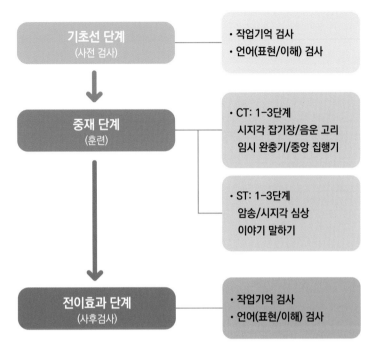

그림 6-1. **핵심훈련(CT) 및 전략훈련(ST)을 활용한 작업기억-언어 중재의 예**

2) 중재 과제

독서, 음악 감상, 게임 등은 기능적 인지자극 활동의 대표적인 예이다(Wilson et al., 2002). 특히 최근에는 두뇌를 자극하는 다양한 유형의 컴퓨터 기반 게임이 활용된다(Peretz et al., 2011). 안내, 보조 등에 중점을 둔 가정방문 기반 중재가 적용되기도 한다. 이는 쓰기나 계산하기와 같은 단순한 과제를 해결하는 것부터 일상의 여러 문제적 상황을 기능적으로 중재하는 과제로 구성된다(Ukawa et al., 2012). 가정방문 중재는 전반적인 인지-의사소통뿐 아니라 감정 및 심리 측면의 통제도 포함된다.

이밖에 인지-언어, 사회적 및 신체적 활동을 포괄하는 여러 유형의 기능적 중재가 활용된다(Brodziak et al., 2015). 독서, 자서전 쓰기, 게임 활동, 여행 등 노인의 여가 및 사회, 신체 활동에 중점을 둔 인지자극 프로그램에 지속적으로 참여하면 인지보존 능력이 유의미하게 향상된다(이미숙, 2015a). 일상생활에서 다양한 언어를 학습하고 사용하거나 읽기 및 쓰기 활동을 지속하는 것도 효과적이다(표 6-1). 인터넷을 활용하여 디지털 문해 활동에 참여하는 것도 인지−의사소통의 저하를 예방하는 데 유용하다(이미숙, 2015b).

삶의 질을 높이는 데 중점을 둔 프로그램은 보다 포괄적이고 기능적인 활동으로 구성된다. 이에는 컴퓨터를 활용한 뇌 운동 프로그램, 사회성을 자극하는 집단 중재, 사회적 상호작용 중심의 구어 활동 등이 해당한다(Miller et al., 2013; Pitkala et al., 2011; Shune & Duff, 2014).

인지−의사소통의 하위 영역별로는 주의력, 기억력, HOC에 중점을 두는 경우가 많으며, 전반적 또는 기능적 인지−의사소통와 같이 일상생활에서 복합적으로 활용할 수 있는 영역을 다룬다. 표 6-2와 표 6-3은 노년층에 적용할 수 있는 인지−의사소통 중재 프로그램의 예이다.

표 6-1 노인 대상 읽기 및 쓰기 중재의 예

단계	과제	단서
1	주제와 관련된 어휘를 떠올리기	• 주제 단어와 질문을 읽어주기 • 2단계 진행하기
2	핵심 어휘의 사전적 정의를 읽고 3개의 보기 중 고르기	• 단어의 정의를 소리 내어 읽어주기 • 목표어의 의미적 특성을 설명하기
3	그림 자극을 보고 핵심 어휘 쓰기	• 목표어의 의미적 특성을 설명하기 • 목표어의 첫 음절을 제시하기
4	주제와 관련된 단락 읽기 및 내용에 관한 질문의 답 쓰기	• 절과 질문을 소리 내어 읽어주기 • 2~3단계에서 제시된 절의 목표어에 동그라미 표시하기 • 질문의 답에 밑줄 긋기
5	2~3단계의 핵심 어휘 및 4단계의 단락 내용에 따라 문장 완성하기	• 문장을 소리 내어 읽어주기 • 2~3단계로 되돌아가 주요 단어를 검토하기 • 4단계로 되돌아가 주요 내용을 검토하기

출처: 김보선, 이미숙(2019)

표 6-2 노인 대상 인지-의사소통 중재 프로그램의 예 I

연구	중재 프로그램명	주요 중재 영역
Mozolic et al.(2011)[1]	Attention Training	주의력(선택주의력)
Smith et al.(2009)[2]	Brain Plasticity-Based Training	전반적 인지
Ukawa et al.(2012)[3]	Functioning Improvement Tool(home-visit)	기능적 인지-언어
Noice & Noice(2009)[4]	Theatre Instruction(cognitive/affective/physiological)	전반적 인지
Dawson et al.(2014)[5]	Occupation-based Meta-cognitive Strategy Training	기능적 인지-언어
Ballesteros et al.(2014)[6]	Web-based Cognitive Training	전반적 인지
Rute-Pérez et al.(2014)[7]	Open-software Application for Cognitive Evaluation & Stimulation	전반적 인지
Suzuki et al.(2014)[8]	Picture Book Reading Program	언어(읽기)
Plati et al.(2006)[9]	Functional Activities	기능적 인지-언어
Legault et al.(2011)[10]	Center-based Computer Cognitive Training	기억력, 집행기능
Gross et al.(2014)[11]	Memory Training	기억력
Miller et al.(2013)[12]	Computerized Brain-training Program	전반적 인지
Castel et al.(2015)[13]	Cognitive Stimulation Group Program	전반적 인지
Slegers et al.(2009)[14]	Computer Training	전반적 인지
Kwok et al.(2013)[15]	Cognitive-training Program(active mind)	전반적 인지
Millán-Calenti et al.(2015)[16]	Computerized Cognitive Training Application	전반적 인지
Noice & Noice(2013)[17]	Multimodal Activity(theatre-arts intervention)	전반적 인지
Reijnders et al.(2015)[18]	Psychoeducational Intervention	전반적 인지
Shatil et al.(2014)[19]	TV-based Cognitive Training	전반적 인지
Diamond et al.(2015)[20]	Healthy Brain Ageing Cognitive Training	전반적 인지
Uchida & Kawashima(2008)[21]	Reading & Arithmetic Training	언어
Willis & Caskie(2013)[22]	Reasoning Training	추론력
Cavallini et al.(2015)[23]	Self-help Memory Training	기억력
Apóstolo et al.(2014)[24]	Cognitive Stimulation Therapy	전반적 인지
Edwards et al.(2015)[25]	Cognitive Speed of Processing Training	인지 처리 속도
Vranić et al.(2013)[26]	Multifactorial Memory Training	기억력
Edwards et al.(2005)[27]	Speed of Processing Intervention	인지 처리 속도
Chan et al.(2014)[28]	iPad Cognitive Intervention	전반적 인지
Edwards et al.(2002)[29]	Speed of Processing Intervention	인지 처리 속도
Feng et al.(2014)[30]	Multi-domain Cognitive Training	전반적 인지

1-30 표 6-5의 연구 목록과 동일.

출처: 이미숙(2016a)

표 6-3 노인 대상 인지-의사소통 중재 프로그램의 예 II

중재 영역		중재 과제
주의력	시각	모양/색/과일/물건/동물 그림 표시하기, 2~3개 그림의 차이점 찾기
	청각	문장 중 /가/ 소리에 반응하기, 질문에 대답하기, 계산하기
시지각력	그리기	수/자음/수 및 자음의 규칙에 따라 순서대로 선 그리기
		큰 삼각형/사각형 안에 작은 삼각형 그리기
		시계 위에 시간 표시하기(숫자가 있거나 없는 형태)
		사람 얼굴 그리기
	지름길 찾기	지도에서 지름길을 찾아 표시하기
기억력	시각 단기기억	시각적으로 제시된 그림/단어 회상하기
	청각 단기기억	청각적으로 제시된 그림/단어 회상하기
문제해결력/집행기능/화용언어	해결방법 설명	제시된 내용의 해결방법 설명하기
	해결방법 추론	제시된 상황의 해결방법 추론하기
	차이점 추론	2~3개 단어의 차이점 추론하기
	유사점 추론	2~3개 단어의 유사점 추론하기
화용언어	속담 완성	속담을 완성하고 말하기(객관식/주관식)
	비유언어 이해	직유/은유의 의미 이해하기

출처: 이미숙(2018)

특히 작업기억 중재는 주의력의 할당과 선택, 억제, 정보의 업데이트와 같은 집행기능뿐 아니라 문제해결력, 추론력 등 HOC 기능, 언어 학습, 언어 표현 및 이해에 긍정적으로 기여한다(Kane et al., 2004; Lee & Kim, 2020). 중재 시에는 그림 및 위치의 순서화, 숫자 및 단어 목록의 기억, 빠진 그림 찾기, 읽기, 다시 말하기, 복잡한 그림과 단어 산출, 이미지와 글의 기억, 읽기 및 재인 과제 등이 활용된다(표 6-4).

중재에 활용되는 도구로는 컴퓨터, 모바일 기기, 인공지능 등이 급증하는 추세이다. 이들은 다양식적 자극의 제공, 조작의 용이성, 중재에 대한 접근성 등에서 이점이 있다. 그러나 심리적 좌절감과 동기의식의 저하를 초래할 수 있어 친숙하고 단순화된 학습 기반 중재가 더 효과적이라는 반론도 제기된다(Nouchi et al., 2012).

표 6-4 작업기억-언어 표현 중재 프로그램의 예

영역	단계	과제 유형	과제 예시
시공간 잡기장/ 음운 고리	1	그림 순서	제시된 도형 기억하여 순서대로 말하기
		숫자 목록	제시된 숫자 목록을 따라말하기
	2	위치 순서	제시된 그림의 위치 기억하여 말하기
		단어 목록	제시된 단어 목록을 따라말하기
	3	복잡한 그림	제한된 시간 내에 그림을 기억하여 그리기
		단어 산출	특정 범주에 해당하는 단어 말하기/쓰기
임시 완충기/ 중앙 집행기	1	빠진 그림	첫 번째 카드에 있던 그림들 중 두 번째 카드에서 빠진 1개의 그림 말하기
		읽기/ 다시 말하기	이야기 읽고 바로 다시 말하기
	2	자기 순서화	순서가 바뀐 그림들로 구성된 카드 세트 중 이전에 선택하지 않은 그림 가리키기
		읽기/ 다시 말하기	이야기 읽고 바로 다시 말하기
	3	이미지와 글	글과 관련된 그림을 보고 글의 일부를 읽은 다음 글의 내용을 완성하여 말하기
		읽기/재인	이야기 읽고 질문에 대답하기

출처: 이미숙, 김보선(2020), Zimmermann et al.(2014)

3. 인지-의사소통 중재의 효과

인지-의사소통의 중재 효과는 몇 가지 기준에 따라 측정된다. 이에는 중재에서 중점적으로 다룬 특정 과제의 수행력, 중재 전후 수행력의 차이, 향상된 수행력의 지속성, 다른 과제나 영역으로의 전이, 일상생활로의 일반화 등이 포함된다(Martin et al., 2011). 중재 효과를 평가하기 위해 보편적인 신경심리검사, 인지-의사소통의 하위 영역별 평가, 반응의 효율성 및 반응시간 측정, 뇌영상 기법을 활용한 대뇌 활성화 검사 등이 주로 적용된다(Brodziak et al., 2015). 표 6-5는 인지-의사소통 중재의 효과성을 평가하기 위한 주요 도구 및 과제, 평가 영역에 관한 메타분석 결과이다(이미숙, 2016a).

표 6-5 인지-의사소통 중재 효과의 평가 방법

연구*	도구 및 과제	하위 영역
1	Multisensory Integration Test, SDMT, Walk & Talk Paradigm, 1-Back & 2-Back Task, Stroop Test, Trail Making Test	주의력, 기억력, 조직화 능력, 집행기능, 인지 처리 속도
2	RBANS, RAVLT, RBMT, WMS II	기억력, 전반적 인지
3	MMSE	기능적 인지-언어
4	Digit Span, EBM, MEPS, Category Fluency, Word List Recall	기억력, 문제해결력, 언어
5	DKEFS	집행기능
6	WCST, Jigsaw-puzzle Task, Corsiblocks Task, RCFT 등	주의력, 기억력, 집행기능, 인지 처리 속도
7	PESCO Test	주의력, 기억력, 조직화 능력, 추론력
8	MMSE, MoCA-J, Logical Memory I & II, Trail Making Test, Kana Pick-out Test, Letter Fluency-"ka", WAIS III 등	주의력, 기억력, 집행기능, 언어, 전반적 인지
9	Verbal Fluency Test, MMSE, BNT, Hooper Test	시지각력, 언어, 전반적 인지
10	Self-Ordered Pointing Task, 1-Back & 2-Back Test, Eriksen Flanker Task, Task Switching Test, HVLT, WMS III 등	기억력, 집행기능
11	AVLT, HVLT, RBMT	기억력
12	Buschke-Fuld Selective Reminding Test, RCFT, FAS, BNT 등	기억력, 언어
13	MSQ	전반적 인지
14	MMSE, VVLT, LDST, CST, Stroop Test, CFQ	주의력, 기억력, 인지 처리 속도, 전반적 인지
15	Chinese ver. of Mattis Dementia Rating Scale	주의력, 시지각력, 기억력, 추론력
16	MMSE	전반적 인지
17	EBM, MEPS, Category fluency, Word List Recall	기억력, 문제해결력, 언어
18	MIA, CFQ, WLT, Trail Making Test, LDST	기억력, 집행기능, 인지 처리 속도, 전반적 인지
19	Digit Span, Trail Making Test, TONI-3	기억력, 집행기능, 전반적 인지
20	WMS III, RCFT, WAIS III, EMQ	기억력
21	FAB, MMSE, WAIS-R	추론력, 인지 처리 속도, 언어, 전반적 인지
22	Letter Sets Test, Reasoning Composite, EPT 등	추론력, 문제해결력
23	Associative Learning, Object List Learning, Grocery List Learning, Face-name Learning, Figure-word Pairing 등	기억력, 문제해결력
24	MoCA	전반적 인지
25	UFOV, CSRQ	주의력, 언어, 전반적 인지
26	Immediate List Recall Task, Digit & Listening Span 등	기억력, 전반적 인지
27	UFOV, Letter Comparison, Pattern Comparison, WAIS-R 등	기억력, 집행기능, 인지 처리 속도
28	HVLT, CANTAB, Raven's Progressive Matrices 등	기억력, 시지각력, 인지 처리 속도
29	UFOV, Identical Pictures Test, RCFT, WAIS-R, Facial Recognition Test, Finding As, Letter/Pattern Comparison 등	기억력, 시지각력, 집행기능, 인지 처리 속도
30	C-NTBE, Stroop Test	주의력, 기억력, 시지각력, 조직화 능력, 추론력, 언어

* 표 6-2의 연구 목록과 동일

출처: 이미숙(2016a)

특히 뇌영상은 중재를 통한 신경학적 변화를 시각적으로 제시하기 때문에 활용도가 점차 높아지고 있다. 예를 들어, 정상 노인과 MCI 및 치매 환자를 비교한 연구에서 중재를 통해 대뇌 크기, 피질 두께, 백질 신경로의 밀도 및 응집성, 기능적 활성화 등이 향상되었다(Belleville & Bherer, 2012).

특정 과제나 프로그램을 대상으로 중재 효과를 살펴보기도 한다. Kwok 등(2013)은 '활동적 사고(active mind)'라는 인지 훈련 프로그램을 노인에게 적용한 후 주의력, 시지각력, 기억력, 추론력의 중재 효과를 검증하였다. 구어-시각 전환 훈련은 작업기억을 향상시키며, 컴퓨터 기반 기억력 프로그램은 기억력, 주의력, 전반적 인지 능력에 긍정적으로 작용한다(Hickman, Rogers, & Fisk, 2007; Osaka, Otsuka, & Osaka, 2012). 간섭 과제 처리 훈련은 분리주의력을 향상시킨다(Osaka, Otsuka, & Osaka, 2012).

작업기억 용량에 중점을 두고 인지-의사소통의 여러 영역을 향상시키는 훈련은 효과성에 대한 견해가 다양하다. CT는 작업기억 체계의 다양한 구성 요소와 자극 유형을 결합하기 때문에 전이 효과가 크다고 보고된다. 특히 읽기 이해, 인지 통제, 추론력, 일화기억 등을 향상시키는 데 효과적이다(Chein & Morrison, 2010). ST의 효과성에 대해서도 일치된 견해가 없다. 일상적인 맥락(예: 계산 문제를 단계적으로 해결하기, 요리법을 떠올리며 쇼핑하기)을 활용하므로 일상생활의 기능적 과제로 전이될 확률이 높다(Carretti, Borella, & de Beni, 2007). 그러나 특정 기억 전략에 대한 의존도가 높아 훈련된 과제에 국한된 근전이(near transfer) 효과만 있고, 상관성이 적은 영역으로의 원전이(far transfer) 효과는 미미하다는 주장도 있다(St Clair-Thompson et al., 2010).

작업기억 중재의 효과는 여러 측면에서 검증할 수 있다. 예컨대, 경도에서 중등도의 치매 환자를 대상으로 CT 및 ST에 근거한 작업기억 중재를 시행한 후 중재 효과를 비교한 경우도 있다(이미숙, 김보선, 2020). 집단별로 적용한 훈련에 따라 결과가 상이했는데, CT 중재는 단어 폭, 숫자 폭 등 작업기억에 대한 근전이 효과와 비유언어, 단어유창성, 담화 산출 등 언어 전반의 원전이 효과가 나타났다. ST 중재에서는 근전이 효과 외에 비유언어와 담화 산출에서만 원전이 효과가 있었다(표 6-6 및 표 6-7).

표 6-6 작업기억 중재(CT) 전후 인지−의사소통 능력의 비교

영역		중재 전	중재 후	Z	P
작업기억	단어 폭	3.67(±2.35)	5.00(±2.56)	-2.889	< .01
	숫자 폭	3.08(±2.27)	4.25(±2.42)	-2.724	< .01
언어	읽기 이해	1.42(±0.67)	1.67(±0.49)	-1.732	0.083
	비유언어	4.50(±1.88)	5.83(±1.99)	-3.017	< .01
	단어유창성	7.50(±3.69)	8.63(±3.96)	-2.694	< .01
	담화 산출	2.53(±1.15)	3.33(±0.70)	-2.937	< .01

출처: 이미숙, 김보선(2020)

표 6-7 작업기억 중재(ST) 전후 인지−의사소통 능력의 비교

영역		중재 전	중재 후	Z	P
작업기억	단어 폭	3.83(±2.76)	5.00(±3.10)	-2.739	< .01
	숫자 폭	3.58(±2.97)	4.83(±3.24)	-2.714	< .01
언어	읽기 이해	1.42(±0.67)	1.50(±0.67)	-0.577	0.564
	비유언어	4.33(±1.78)	4.83(±1.80)	-2.449	< .05
	단어유창성	6.54(±3.89)	7.54(±3.68)	-1.926	0.541
	담화 산출	2.69(±0.94)	2.90(±0.79)	-2.003	< .05

출처: 이미숙, 김보선(2020)

CT처럼 요구 수준이 높은 훈련은 자동적인 반응을 최소화하고 다양한 양식의 과제와 자극을 활용하는 데 중점을 둔다. 이는 내적 및 외적 방해물이 있어도 수행을 유지할 뿐 아니라 대상자의 수준에 맞게 조정할 수 있다. 중재 과정에서 높은 강도의 인지 참여를 요하므로 인지적 부담이 상대적으로 크다. 이로 인해 순차적 처리와 기억 업데이트가 빈번할수록 전이 효과가 크게 나타난다(Olson & Jiang, 2004). 훈련되지 않은 여러 인지−의사소통 영역으로의 원전이 효과도 두드러진다. 특히 CT는 인지 통제, 유동성 지능, 읽기 이해와 상관성이 커 일상생활 기능에 긍정적으로 기여한다(Dahlin et al., 2008; Morrison & Chein, 2011). 그러나 다양한 과제 및 자극, 처리로 구성된 다차원적 체계가 중재 효과의 어느 요소를 향상시켰는지 명확히 판단하기가 어렵다. 과제

의 복잡성에 따라 효과가 달라진다는 단점도 있다. 예컨대, CT의 근전이 효과는 청년층에게 18개월간 지속되나 노인의 경우 3개월간 유지되다 12개월 이후부터 더 이상 나타나지 않았다(Li et al., 2008).

ST와 같은 영역 특수적 훈련도 동일한 영역으로의 근전이 효과가 보고된다. 암송(rehearsal) 훈련은 효과적인 전략으로 전환하도록 유도한다. 이는 작업기억 기제를 뒷받침하는 내적 암송 기제의 효율성이나 질을 증진시킨다. 이야기 말하기나 심상을 활용한 중재는 작업기억 용량을 높이는 데 기여한다(Carretti, Borella, & de Beni 2007; Morrison & Chein, 2011). 그러나 특정 기억 전략에 의존하는 경우가 많아 훈련 과제 중심의 효과에 편중된다. 따라서 근전이 효과를 위해서는 작업기억을 직접적으로 증진하는 전략이 보완되어야 한다.

인지–의사소통의 하위 영역에 따라 중재 효과가 다를 수 있다. 가장 보편적으로 활용되는 기억력 중재는 효과성이 다양하게 입증되었다. 광범위한 표집을 통해 기억력의 전이 효과가 검증되거나, 메타분석에 기반하여 기억력의 유효한 효과크기가 제시된 바 있다(이미숙, 2016a; Willis & Caskie, 2013). 80세 이상의 고령 노인에게 시각적 및 청각적 단기기억 중재를 시행하여 직접적인 효과성을 입증한 연구도 있다(이미숙, 2018).

기억력의 하위 과제 측면에서는, 기억력 기법 훈련, 형상화 등을 활용한 중재에서 학습 능력, 즉각 및 지연 기억이 전이 효과를 보였다(Martin et al., 2011; Zehnder et al., 2009). 뇌가소성 기반 중재도 기억력을 전반적으로 향상시킨다(Mahncke et al., 2006). 이는 청각적 이해력을 향상시키는 데 중점을 두고 하향 조정된 뇌의 신경조절(neuromodulatory) 구조를 자극하는 중재법이다. 자극의 인식과 변별, 순서화, 기억 과제를 수행하기 위해 감각적 및 인지적 요구에 따라 난이도를 점점 높여가며 중재한다. 이는 노인뿐 아니라 청년층과 아동에게도 효과적이다.

HOC에 대한 중재도 효과성이 입증된 바 있다. 문제해결력은 일상의 기능적 측면을 반영하기 때문에 복합적 또는 다영역적 활동이나 뇌가소성 기반 중재를 시도하는 경우가 많다(Cavallini et al., 2015; Feng et al., 2014). 특히 실생활 중심의 중재, 가정방문 프로그램, 문제해결 중심의 신체 활동 등이 효과적이다(Ikeno, 2009; Torbeyns et al., 2014). 지문 읽고 순서화하기, 해결방법 유추하기 과제는 고령 노인에게 효과성이 입증되었다(이미숙, 2018). 일상의 기능성이 반영된 중재법은 65세 이상 노인의 문제해결력을 향상시킨다는 보고도 있다(이미숙, 2016a; Willis & Caskie, 2013).

의사소통 중재는 일상의 기능성을 회복하고 삶의 질을 제고하는 차원에서 중요성이 더욱 높아지고 있다. 예를 들어, 읽기를 포함한 언어 중재는 전반적인 의사소통뿐 아니라 다양한 인지 영역과 중재에 대한 동기의식, 사회적 참여를 촉진시킨다(Wallin et al., 2018). 소리 내어 읽기, 간단한 계산, 메모, 일기 쓰기와 같이 일상에서 활용할 수 있는 쉬운 과제도 중재 효과를 배가시킨다(Nouchi et al., 2012; Ukawa et al., 2012).

인지와 언어의 통합적 양상을 고려할 때 의사소통 중재는 연관된 인지 능력을 향상시키는 효과가 있다. 실제로 청각적 이해, 구어 표현, 담화 과제에 기반한 중재는 언어뿐 아니라 주의력, 기억력, 집행기능에도 전이 효과를 일으킨다(Suzuki et al., 2014). 읽기와 수 개념을 중심으로 한 언어 중재는 추론력과 인지 처리 속도를 증진시킨다(Uchida & Kawashima, 2008).

표 6-8은 노인을 대상으로 인지-의사소통 중재를 실시한 선행 연구를 대상으로 메타분석을 실시한 후 하위 영역별로 효과크기를 비교한 결과이다. 그림 6-2는 80세 이상의 초고령 노인에게 시행한 인지-의사소통 중재의 효과를 영역별로 도표화한 그래프이다.

표 6-8 메타분석을 통한 인지-의사소통 중재의 효과크기

하위 영역	자료 수	효과크기(g)	표준오차	Z값	P값	Q_b값
주의력	11	.10	.11	.91	.362	6.96
기억력	29	1.49	.48	3.10	< .01	1,632.53
추론력	5	.11	.03	3.17	< .01	.50
집행기능	10	.07	.10	.69	.487	7.58
인지 처리속도	26	-.14	.07	-1.92	.055	87.61
기능적 인지	9	.44	.08	5.40	< .001	7.38
전반적 인지	134	.16	.03	5.81	< .001	324.66
언어 능력	18	.23	.07	3.30	< .01	26.07

출처: 이미숙(2016a)

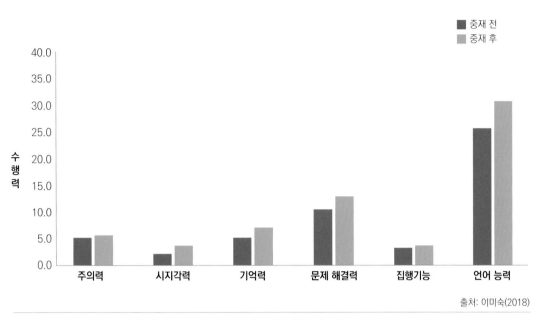

출처: 이미숙(2018)

그림 6-2. 초고령 노인에 대한 인지-의사소통 중재의 영역별 효과

참고 문헌

김보선, 이미숙 (2019). 읽기 및 쓰기 중재가 치매환자의 어휘산출 능력에 미치는 영향. 특수교육재활과학연구, 58(2), 217-236.

박현, 신혜정, 손명동 (2012). 노인들의 언어 문제와 언어 재활 인식에 관한 기초 조사. 한국언어치료학회, 21(4), 227-247.

이미숙 (2015a). 정상 노년층의 인지-언어 능력과 인지 보존능력 간 상관성에 관한 메타분석. 한국콘텐츠학회논문지, 15(11), 359-373.

이미숙 (2015b). 노년층의 인지-화용언어 능력에 관한 종단 연구: 영향 요인들을 중심으로. 한국노년학, 35(3), 797-811.

이미숙 (2016a). 정상 노년층에 대한 인지-언어적 중재 프로그램: 체계적 고찰 및 메타분석. 한국노년학, 36(1), 79-101.

이미숙 (2016b). 일반 노인의 인지-언어 능력과 삶의 질 간 상관성. 특수교육재활과학연구, 55(4), 143-161.

이미숙 (2018). 노인에 대한 인지-언어적 중재 효과. Audiology and Speech Research, 14(2), 119-127.

이미숙, 김보선 (2020). Transfer effects of working memory intervention on linguistic abilities in patients with dementia. Audiology and Speech Research, 16(1), 58-69.

Apóstolo, J. L., Cardoso, D. F., Rosa, A. I., & Paúl, C. (2014). The effect of cognitive stimulation on nursing home elders: A randomized controlled trial. Journal of Nursing Scholarship, 46(3), 157-166.

Ball, K., Berch, D. B., Helmers, K. F., Jobe, J. B., Leveck, M. D., Marsiske, M., ⋯, & Advanced Cognitive Training for Independent and Vital Elderly Study Group (2002). Effects of cognitive training interventions with older adults: A randomized controlled trial. Journal of the American Medical Association, 288(18), 2271-2281.

Ballesteros, S., Prieto, A., Mayas, J., Toril, P., Pita, C., Ponce de León, L., ⋯, & Waterworth, J. (2014). Brain training with non-action video games enhances aspects of cognition in older adults: A randomized controlled trial. Frontiers in Aging Neuroscience, 6(article 277), 1-14.

Belleville, S., & Bherer, L. (2012). Biomarkers of cognitive training effects in aging. Current Translational Geriatrics and Experimental Gerontology Reports, 1(2), 104-110.

Brodziak, A., Wolińska, A., Kołat, E., & Różyk-Myrta, A. (2015). Guidelines for prevention and treatment of cognitive impairment in the elderly. Medical Science Monitor, 21, 585-597.

Buschkuehl, M., & Jaeggi, S. M. (2010). Improving intelligence: A literature review. Swiss Medical Weekly, 140(19-20), 266-272.

Carretti, B., Borella, E., & de Beni, R. (2007). Does strategic memory training improve the working memory performance of younger and older adults? Experimental Psychology, 54(4), 311-320.

Castel, A., Lluch, C., Ribas, J., Borràs, L., & Moltó, E. (2015). Effects of a cognitive stimulation program on psychological well-being in a sample of elderly long-term care hospital inpatients. Aging and Mental Health, 21(1), 88-94.

Cavallini, E., Bottiroli, S., Capotosto, E., De Beni, R., Pavan, G., Vecchi, T., & Borella, E. (2015). Self-help memory training for healthy older adults in a residential care center: Specific and transfer effects on performance and beliefs. International Journal of Geriatric Psychiatry, 30(8), 870-880.

Chan, M. Y., Haber, S., Drew, L. M., & Park, D. C. (2014). Training older adults to use tablet computers: Does it enhance cognitive function? Gerontologist, 56(3), 475-484.

Chein, J. M. & Morrison, A. B. (2010). Expanding the mind's workspace: Training and transfer effects with a complex working memory span task. Psychonomic Bulletin and Review, 17(2), 193-199.

Dahlin, E., Neely, A. S., Larsson, A., Bäckman, L., & Nyberg, L. (2008). Transfer of learning after updating training mediated by the striatum. Science, 320(5882), 1510-1512.

Dawson, D., Richardson, J., Troyer, A., Binns, M., Clark, A., Polatajko, H., ⋯, & Bar, Y. (2014). An occupation-based strategy training approach to managing age-related executive changes: A pilot randomized controlled trial. Clinical Rehabilitation. 28(2), 18-27.

Diamond, K., Mowszowski, L., Cockayne, N., Norrie, L., Paradise, M., Hermens, D. F., ⋯, & Naismith, S. L. (2015). Randomized controlled trial of a healthy brain ageing cognitive training program: Effects on memory, mood, and sleep. Journal of Alzheimer's Disease, 44(4), 1181-1191.

Edwards, J. D., Valdés, E. G., Peronto, C., Castora-Binkley, M., Alwerdt, J., Andel, R., & Lister, J. J. (2015). The efficacy of in sight cognitive training to improve useful field of view performance: A brief report. The Journals of Gerontology: Series B, Psychological Sciences and Social Sciences, 70(3), 417-422.

Edwards, J. D., Wadley, V. G., Myers, R. S., Roenker, D. L., Cissell, G., & Ball, K. K. (2002). Transfer of a speed of processing intervention to near and far cognitive functions. Gerontology, 48(5), 329-340.

Edwards, J. D., Wadley, V. G., Vance, D. E., Wood, K., Roenker, D. L., & Ball, K. K. (2005). The impact of speed of processing training on cognitive and everyday performance. Aging and Mental Health, 9(3), 262-271.

Feng, W., Li, C., Chen, Y., Cheng, Y., & Wu, W. (2014). Five-year follow-up study of multi-domain cognitive training for healthy elderly community members. Shanghai Archives of Psychiatry, 26(1), 30-41.

Forte, R., Boreham, C. A., De Vito, G., & Pesce, C. (2015). Health and quality of life perception in older adults: The joint role of cognitive efficiency and functional mobility. International Journal of Environmental Research and Public Health, 12(9), 11328-11344.

Fritsch, T., McClendon, M. J., Smyth, K. A., Lerner, A. J. Friedland, R. P., & Larsen, J. D. (2007). Cognitive functioning in healthy aging: The role of reserve and lifestyle factors early in life. The Gerontologist, 47(3), 307-322.

Goldman, W. P., & Morris, J. C. (2001). Evidence that age-associated memory impairment is not a normal variant of aging. Alzheimer Disease and Associated Disorders, 15(2), 72-79.

Gross, A. L., Brandt, J., Bandeen-Roche, K., Carlson, M. C., Stuart, E. A., Marsiske, M., & Rebok, G. W. (2014). Do older adults use the method of loci? Results from the ACTIVE study. Experimental Aging Research, 40(2), 140-163.

Hickman, J. M., Rogers, W. A., & Fisk, A. D. (2007). Training older adults to use new technology. The Journals of Gerontology, Series B: Psychological Sciences and Social Sciences, 62(Spec 1), 77-84.

Ikeno, T. (2009). A pilot study of preventive home visits applying occupational therapeutic theory for improving functional capacity (unpublished doctoral dissertation). Hokkaido University, Sapporo.

Jones, R. N., Marsiske, M., Ball, K., Rebok, G., Willis, S. L., Morris, J. N., & Tennstedt, S. L. (2013). The ACTIVE cognitive training interventions and trajectories of performance among older adults. Journal of Aging and Health, 25(8 Suppl), 186S-208S.

Kane, M., Hambrick, D., Tuholski, S., Wilhelm, O., Payne, T., & Engle, R. (2004). The generality of working memory capacity: A latent-variable approach to verbal and visuospatial memory span and reasoning. Journal of Experimental Psychology: General, 133(2), 189-217.

Kremen, W. S., Lachman, M. E., Pruessner, J. C., Sliwinski, M., & Wilson, R. S. (2012). Mechanisms of age-related cognitive change and targets for intervention: Social interactions and stress. The Journals of Gerontology: Series A, Biological Sciences and Medical Sciences, 67(7), 760-765.

Kwok, T., Wong, A., Chan, G., Shiu, Y. Y., Lam, K. C., Young, D., …, & Ho, F. (2013). Effectiveness of cognitive training for Chinese elderly in Hong Kong. Clinical Interventions in Aging, 8, 213-219.

Lee, M. S., & Kim, B. S. (2020). Effects of working memory intervention on language production by individuals with dementia. Neuropsychological Rehabilitation, Published Online, 1-25.

Legault, C., Jennings, J. M., Katula, J. A., Dagenbach, D., Gaussoin, S. A., Sink, K. M., …, & Espeland, M. A. (2011). Designing clinical trials for assessing the effects of cognitive training and physical activity interventions on cognitive outcomes: The Seniors Health and Activity Research Program Pilot (SHARP-P) study, a randomized controlled trial. BMC Geriatrics, 11(article 27), 1-14.

Li, S. C., Schmiedek, F., Huxhold, O., Röcke, C., Smith, J., & Lindenberger, U. (2008). Working memory plasticity in old age: Practice gain, transfer, and maintenance. Psychology and Aging, 23(4), 731-742.

Mahncke, H. W., Connor, B. B., Appelman, J., Ahsanuddin, O. N., Hardy, J. L., Wood, R. A., …, & Merzenich, M. M. (2006). Memory enhancement in healthy older adults using a brain plasticity-based training program: A randomized, controlled study. Proceedings of the National Academy of Sciences of the United States of America, 103(33), 12523-12528.

Martin, M., Clare, L., Altgassen, A. M., Cameron, M. H., & Zehnder, F. (2011). Cognition-based interventions for healthy older people and people with mild cognitive impairment. The Cochrane Database of Systematic Reviews, 1(CD006220), 1-48.

Millán-Calenti, J. C., Lorenzo, T., Núñez-Naveira, L., Buján, A., Rodríguez-Villamil, J. L., & Maseda, A. (2015). Efficacy of a computerized cognitive training application on cognition and depressive symptomatology in a group of healthy older adults: A randomized controlled trial. Archives of Gerontology and Geriatrics, 61(3), 337-343.

Miller, K. J., Dye, R. V., Kim, J., Jennings, J. L., O'Toole, E., Wong, J., & Siddarth, P. (2013). Effect of a computerized brain exercise program on cognitive performance in older adults. The American Journal of Geriatric

Psychiatry, 21(7), 655-663.

Morrison, A. B., & Chein, J. M. (2011). Does working memory training work? The promise and challenges of enhancing cognition by training working memory. Psychonomic Bulletin and Review, 18(1), 46-60.

Mozolic, J. L., Long, A. B., Morgan, A. R., Rawley-Payne, M., & Laurienti, P. J. (2011). A cognitive training intervention improves modality-specific attention in a randomized controlled trial of healthy older adults. Neurobiology of Aging, 32(4), 655-668.

Naqvi, R., Liberman, D., Rosenberg, J., Alston, J., & Straus, S. (2013). Preventing cognitive decline in healthy older adults. Canadian Medical Association Journal, 185(10), 881-885.

Noice, H., & Noice, T. (2009). An arts intervention for older adults living in subsidized retirement homes. Neuropsychology, Development, and Cognition: Section B, Aging, Neuropsychology and Cognition, 16(1), 56-79.

Noice, H., & Noice, T. (2009). Extending the reach of an evidence-based theatrical intervention. Experimental Aging Reseach, 39(4), 398-418.

Nouchi, R., Taki, Y., Takeuchi, H., Hashizume, H., Nozawa, T., Sekiguchi, A., ···, & Kawashima, R. (2012). Beneficial effects of reading aloud and solving simple arithmetic calculations (learning therapy) on a wide range of cognitive functions in the healthy elderly: Study protocol for a randomized controlled trial. Trials, 13(article 32), 1-10.

Olson, I. R., & Jiang, Y. (2004). Visual short-term memory is not improved by training. Memory and Cognition, 32(8), 1326-1332.

Osaka, M., Otsuka, Y., & Osaka, N. (2012). Verbal to visual code switching improves working memory in older adults: An fMRI study. Frontiers in Human Neuroscience 6(article 24), 1-8.

Payne, B. R., Jackson, J. J., Noh, S. R., & Stine-Morrow, E. A. (2011). In the zone: Flow state and cognition in older adults. Psychology and Aging, 26(3), 738-743.

Peretz, C., Korczyn, A. D., Shatil, E., Aharonson, V., Birnboim, S., & Giladi, N. (2011). Computer-based, personalized cognitive training versus classical computer games: A randomized double-blind prospective trial of cognitive stimulation. Neuroepidemiology, 36(2), 91-99.

Pitkala, K. H., Routasalo, P., Kautiainen, H., Sintonen, H., & Tilvis, R. S. (2011). Effects of socially stimulating group intervention on lonely, older people's cognition: A randomized, controlled trial. The American Journal of Geriatric Psychiatry, 19(7), 654-663.

Plati, M. C., Covre, P., Lukasova, K., & de Macedo, E. C. (2006). Depressive symptoms and cognitive performance of the elderly: Relationship between institutionalization and activity programs. Revista Brasileira de

Psiquiatria, 28(2), 118-121.

Rebok, G. W., Ball, K., Guey, L. T., Jones, R. N., Kim, H. Y., King, J. W., ···, & Willis, S. L. (2014). Ten-year effects of the advanced cognitive training for independent and vital elderly cognitive training trial on cognition and everyday functioning in older adults: ACTIVE Study Group. Journal of the American Geriatrics Society, 62(1), 16-24.

Reijnders, J. S., Geusgens, C. A., Ponds, R. W., & van Boxtel, M. P. (2015). "Keep your brain fit!" Effectiveness of a psychoeducational intervention on cognitive functioning in healthy adults: A randomised controlled trial. Neuropsychological Rehabilitation, 27(4), 1-17.

Rohwedder, S., & Willis, R. J. (2010). Mental retirement. Journal of Economic Perspectives, 24(1), 119-138.

Rute-Pérez, S., Santiago-Ramajo, S., Hurtado, M. V., Rodríguez-Fórtiz, M. J., & Caracuel, A. (2014). Challenges in software applications for the cognitive evaluation and stimulation of the elderly. Journal of Neuroengineering and Rehabilitation, 11(article 88), 1-10.

Shatil, E., Mikulecká, J., Bellotti, F., & Bureš, V. (2014). Novel television-based cognitive training improves working memory and executive function. PLoS One, 9(7), 1-8.

Shune, S., & Duff, M. C. (2014). Verbal play as a discourse resource in the social interactions of older and younger communication pairs. Journal of Interactional Research in Communication Disorders, 5(2), 193-216.

Slegers, K., van Boxtel, M., & Jolles, J. (2009). Effects of computer training and internet usage on cognitive abilities in older adults: A randomized controlled study. Aging Clinical and Experimental Research, 21(1), 43-54.

Smith, G. E., Housen, P., Yaffe, K., Ruff, R., Kennison, R. F., Mahncke, H. W., & Zelinski, E. M. (2009). A cognitive training program based on principles of brain plasticity: Results from the Improvement in Memory with Plasticity-based Adaptive Cognitive Training (IMPACT) study. Journal of the American Geriatrics Society, 57(4), 594-603.

St Clair-Thompson, H., Stevens, R., Hunt, A., & Bolder, E. (2010). Improving children's working memory and classroom performance. Educational Psychology, 30(2), 203-219.

Stern, Y. (2002). What is cognitive reserve? Theory and research application of the reserve concept. Journal of the International Neuropsychological Society, 8(3), 448-460.

Stern, Y. (2009). Cognitive reserve. Neuropsychologia, 47(10), 2015-2028.

Stine-Morrow, E. A., Payne, B. R., Roberts, B. W., Kramer, A. F., Morrow, D. G., Payne, L.,. ···, & Parisi J. M. (2014). Training versus engagement as paths to cognitive enrichment with aging. Psychology and Aging,

29(4), 891-906.

Suzuki, H., Kuraoka, M., Yasunaga, M., Nonaka, K., Sakurai, R., Takeuchi, R., …, & Fujiwara, Y. (2014). Cognitive intervention through a training program for picture book reading in community-dwelling older adults: A randomized controlled trial. BMC Geriatrics, 14(article 122), 1-9.

Torbeyns, T., Bailey, S., Bos, I., & Meeusen, R. (2014). Active workstations to fight sedentary behaviour. Sports Medicine, 44(9), 1261-1273.

Uchida, S., & Kawashima, R. (2008). Reading and solving arithmetic problems improves cognitive functions of normal aged people: A randomized controlled study. Age (Dordr), 30(1), 21-29.

Ukawa, S., Satoh, H., Yuasa, M., Ikeno, T., Kawabata, T., Araki, A., …, & Kishi, R. (2012). A randomized controlled trial of a functioning improvement tool home-visit program and its effect on cognitive function in older persons. International Journal of Geriatric Psychiatry, 27(6), 557-564.

Verghese, J., Lipton, R. B., Katz, M. J., Hall, C. B., Derby, C. A., Kuslansky, G., …, & Buschke H. (2003). Leisure activities and the risk of dementia in the elderly. The New England Journal of Medicine, 348(25), 2508-2516.

Vranić, A., Španić, A. M., Carretti, B., & Borella, E. (2013). The efficacy of a multifactorial memory training in older adults living in residential care settings. International Psychogeriatrics, 25(11), 1885-1897.

Wallin, A., Kettunen, P., Johansson, P. M., Jonsdottir, I. H., Nilsson, C., Nilsson, M., …, & Georg Kuhn, H. (2018). Cognitive medicine-a new approach in health care science. BMC Psychiatry, 18(42), 1-5.

Westerberg, H., Jacobaeus, H., Hirvikoski, T., Clevberger, P., Ostensson, M. L., Bartfai, A., & Klingberg T. (2007). Computerized working memory training after stroke-A pilot study. Brain Injury, 21(1), 21-29.

Willis, S. L., & Caskie, G. I. (2013). Reasoning training in the ACTIVE study: How much is needed and who benefits? Journal of Aging and Health, 25(8 suppl), 43S-64S.

Wilson, R. .S., Mendes De Leon, C. F., Barnes, L. L., Schneider, J. A., Bienias, J. L., Evans, D. A., & Bennett, D. A. (2002). Participation in cognitively stimulating activities and risk of incident Alzheimer disease. The Journal of the American Medical Association, 287(6), 742-748.

Zehnder, F., Martin, M., Altgassen, M., & Clare, L. (2009). Memory training effects in old age as markers of plasticity: A meta-analysis. Restorative Neurology and Neuroscience, 27(5), 507-520.

Zimmermann, N., Netto, T. M., Amodeo, M. T., Ska, B., & Fonseca, R. P. (2014). Working memory training and poetry-based stimulation programs: Are there differences in cognitive outcome in healthy older adults? NeuroRehabilitation, 35(1), 159-170.

노년기 삶의 질과 인지-의사소통

Chapter **07**

07 노년기 삶의 질과 인지-의사소통

인간의 인지-의사소통 기능은 전 생애에 걸쳐 변화한다. 이를 조정하는 능력은 만족스러운 삶의 질을 성취하고 유지하는 데 중요하다. 따라서 노화에 따른 인지-의사소통의 변화는 노년기의 삶의 질 차원에서 접근해야 한다. 이를 통해 고령화 시대의 화두인 '삶의 질' 문제를 인지-의사소통과 연계시킴으로써 노화를 역동적이고 지속적인 삶의 과정으로 간주할 수 있다.

본 장에서는 삶의 질과 인지-의사소통에 관한 여러 가지 쟁점을 살펴보고, 선행 연구를 통해 양자 간의 상관성을 검토한다. 또 의사소통 관련 삶의 질에 대한 개념과 영향 요인을 논의한다.

1. 노화와 삶의 질

삶의 질(quality of life: QOL)에는 신체적 및 정신적 건강뿐 아니라 재정 상태, 주거지, 환경, 정치 등 인간의 안녕에 관련된 모든 영역이 포함된다(Robinson, Carr, & Higginson, 2003; The WHOQOL Group, 1993). 즉 삶의 질은 매우 광범위하고 다층적인 개념이며, 사회적 기대의 차원에서 스스로의 현재 상태를 가늠하는 주관적인 척도이다.

삶의 질은 인지적 요소와 정서적 요소로 나뉘며, 척도에 따라 중점을 두는 영역이 다르다. Holzhausen 등(2010)은 노인의 삶의 질에 인지, 사회적 접촉과 수행, 문화적 및 심미적 요소, 새로운 능력의 학습, 세계관과 철학 등을 포함시킴으로써 인지적인 측면을 크게 강조하였다. 또 정서적 측면에 기초하여 삶의 질을 다루는 경우도 많다. 예컨대, 경제적 의존성에 대한 스트레스, 노화에 대한 부정적 태도 등은 노인의 전반적인 삶의 질을 저하시킨다. 청년층보다 노년층을 덜 선호하는 사회적 인식이 노인의 자신감이나 자아존중감을 낮추기도 한다(Depaola et al., 2003). 사회적 참여를 강조하는 사회적 접근으로서의 삶의 질은 이 같은 심리사회적 요인에 중점을 두는 경우이다(Davis, 2007; Simmons-Mackie, 2001).

삶의 질은 여러 하위 영역으로 구성된다(표 7-1). 영역 및 연령에 따라 삶의 질적 특성이 다르게 나타난다. 청장년층의 경우 신체적 건강, 사회적 관계, 심리, 환경 순으로 삶의 질이 높다(민성길, 김광일, 박일호, 2002). 반면 65세 이상의 노인은 신체적 건강, 사회적 관계, 환경, 심리 순으로 높은 삶의 질을 보인다(이미숙, 2016a). 실어증이나 청력 손실과 같은 병리학적 속성에 따라 삶의 질이 상이할 수 있다. 예를 들어, 뇌졸중 환자는 실어증의 동반 유무에 따라 삶의 질이 다르다. 즉 실어증을 동반한 뇌졸중 환자의 삶의 질이 상대적으로 낮다(김수정 외, 2012). 따라서 실어증 환자의 삶의 질을 파악함으로써 이에 대해 적극적인 대책을 마련할 필요가 있다.

노화로 인한 각종 신체적 및 심리적, 사회적 변화는 새로운 적응의 필요성과 부담을 가중시킨다. 이에 영향을 미치는 변수로는 교육수준, 경제력, 가족관계, 사회 활동, 우울증 여부, 인지-의사소통 능력 등이 있다(Lapid et al., 2011; Paskulin, Vianna, & Molzahn, 2009). 특히 노인의 인지 및 의사소통 능력은 일상의 전반적인 기능에 관여하므로 노년기의 삶의 질을 좌우하는 주요 요인으로 꼽힌다(Forte et al., 2015; Saraçlı et al., 2015). 따라서 노인의 삶의 질을 평가하기 위해서는 건강, 심리, 사회적 관계, 환경 등 개인적 및 사회적 영역뿐 아니라 인지-의사소통 능력을 반드시 고려해야 한다.

표 7-1 삶의 질 관련 하위 영역

하위 영역	세부 내용
신체적 건강	통증/불편, 에너지/피로, 수면/휴식, 운동성, 일상 활동, 치료의 필요성, 직업 능력
심리	긍정성, 사고/학습(기억/집중), 자존감, 외모, 부정성, 신념
사회적 관계	개인적 관계, 사회적 지원, 성생활
환경	안전성, 거주지, 재정 상태, 외적 지원, 정보 획득, 여가 활동, 물리적 환경, 교통

출처: The WHOQOL Group(1993)

2. 삶의 질과 인지-의사소통 간 상관성

노인의 인지-의사소통 능력과 삶의 질 간의 상관성은 다음의 세 가지 관점에서 논의된다(이미숙, 2016a). 첫째, 인지-의사소통 능력을 삶의 질에 영향을 미치는 다양한 변인들 중 하나로 간주한다. 이는 주로 노인의 삶의 질에 관여하는 여러 인구통계학적 변인과 인지-의사소통 요인을 상호 비교하는 데 중점을 둔다. 예를 들어, 연령이나 교육수준이 노인의 삶의 질에 주로 관여한다(Kumar, Majumdar, & G, 2014; Paskulin, Vianna, & Molzahn, 2009). 인지-의사소통 능력의 영향력이 상대적으로 높다는 보고도 있다(Missotten et al., 2008; Saraçlı et al., 2015). 둘째, 인지-의사소통의 특정 하위 영역과 삶의 질 간의 상관성에 주목한다. Forte 등(2015)은 집행기능과 삶의 질 간의 상관성이 높다고 보고한 바 있으며, 기억력이 노인의 삶의 질을 크게 좌우한다는 주장도 많다(이미숙, 2016a; Maki et al., 2014; Montejo et al., 2012). 셋째, 신경학적 질환을 동반한 환자와 노인을 비교함으로써 삶의 질과 인지-의사소통 능력 간의 상관성을 규명한다. MCI나 치매, 정상 노인을 대상으로 상관성을 비교한 논의가 이에 해당한다(Missotten et al., 2008; Ready, Ott, & Grace, 2004).

인지-의사소통 능력이 실제로 노인의 삶의 질에 미치는 영향은 어느 정도일까. 노인의 전반적인 인지-의사소통 능력은 사회적 활동, 친밀감, 상호 교류와 같이 사회적 측면의 삶의 질과 상관성이 높다(Saraçlı et al., 2015). 노인의 자의식과 관련된 요소가 인지-의사소통과 크게 연관된다는 보고도 있다(Kumar, Majumdar, & G, 2014; Missotten et al., 2008). 주의력, 지남력, 기억력, HOC, 화용언어 등은 65세 이상 노인의 삶의 질과 상관성이 있다(이미숙, 2016a). 특히 인지-의사소통은 신체적 건강, 사회적 관계, 환경과 관련된 삶의 질을 좌우하는데, 이에는 일상생활 활동, 직업 능력, 개인적 관계, 여가 활동 등이 포함된다. 인지-의사소통뿐 아니라 교육수준이나 연령과 같은 인구통계학적 요인도 삶의 질과 연계되므로 이를 통합적으로 고려해야 한다(Lapid et al, 2011; Paskulin, Vianna, & Molzahn, 2009).

보편적으로 고차원적 인지-의사소통 기능은 노인의 삶의 질과 복지, 전반적인 삶의 만족도에 직접적으로 관여한다(Fagerstrom & Borglin, 2010; Hill et al., 2010; Langlois et al., 2012; Matta Mello Portugal et al., 2013). 예컨대, 노인의 조직화 능력, 문제해결력, 집행기능 등의 HOC나 화용언어는 신체적 건강 및 환경과 관련된 삶의 질에 영향을 준다(이미숙, 2016a). 특히 집행기능과 화용언어는 노인의 삶의 질에 미치는 영향이 매우 뚜렷하다.

집행기능은 계획화, 목표 설정, 문제해결, 사고 및 행동의 인지적 조작, 개념의 형성 및 추론, 정보 처리, 작업기억 등이 개별적으로 혹은 복합적으로 작용하는 일련의 상호 관계적 기능이다(이미숙, 2015; Busch et al., 2005; Ewing-Cobbs et al., 2004). 이 과정에서 요구되는 적응적 기능은 운동이나 일상 활동, 직업적 수행과 같은 '신체적 건강', 그리고 정보 획득, 여가 활동 등의 '환경' 관련 삶의 질과 필수적으로 연계된다. Forte 등(2015)은 인지적 조작과 복합적 과제의 수행 능력을 신체적 삶의 질의 주요 예측 요인으로 꼽았다.

화용언어는 인지-언어적 및 운동감각적 상호작용을 통해 기능적이고 맥락적으로 언어를 사용하는 능력이다(Perkins, 2005). 이는 개념의 통합과 추상적 사고에 근거할 뿐 아니라 언어의 고차원적 의미를 해석하거나 표현하는 데 연관되므로, HOC와 같은 복합적 인지 능력이 직접적으로 관여한다(Channon & Watts, 2003; Douglas, Bracy, & Snow, 2007). 따라서 화용언어를 포함한 의사소통 능력은 삶의 질을 좌우하는 변인으로 작용한다. 노화가 진행될수록 장황하거나 탈맥락적인 발화가 빈번하고 맥락적인 의미를 해석하는 데 어려움을 겪는다. 이로 인해 의사소통의 질적 저하와 심리적 위축이 심화된다. 반면 HOC와 직결되는 화용언어 능력이 유지되면 노년기의 삶의 질을 높일 수 있다.

이처럼 HOC와 의사소통 능력은 노인의 삶의 질에 크게 관여한다. 보편적으로 개인적 교류, 사회적 지원, 상호작용적 활동 등 사회적 관계는 매우 복합적인 기능에 기반한다(Forte et al., 2015). 즉 정신적 노력, 복잡한 운동성, 다기능적 과제의 수행, 환경적 요인 등이 상호 보완적으로 작용할 때 적절한 사회적 관계가 형성된다. 이 과정에서 효율적인 의사소통은 매우 필수적이다(이미숙, 2016b; Lee & Kim, 2016; Uchida & Kawashima, 2008). 예를 들어, 연령이 높아질수록 사회적 관계를 유지하는 데 필요한 인지-의사소통 능력이 저하되고 여러 기능을 조화롭게 통제하기가 어렵다(Forte et al., 2015; Holtzer et al., 2006). 이로 인해 노인은 문제의 추론, 의사결정, 문제해결, 관점의 해석 및 전이 능력을 발휘하여 일상의 문제적 상황을 효율적으로 해결하지 못한다.

궁극적으로 HOC와 의사소통이 저하된 노인은 사회적 관계나 환경적 차원에서 높은 삶의 질을 유지하기가 어려워진다(이미숙, 2016a). 따라서 다음과 같은 접근이 필요하다(Davis, 2007; Eggenberger et al., 2015; Király & Gondos, 2014; Wollesen & Voeleker-Rehage, 2014). 첫째, 노인의 인지-의사소통과 삶의 질에 다차원적으로 접근해야 한다. 이 같은 맥락에서 '공존질환 노인의 삶의 질(quality of life in elders with multiple morbidities)'이라는 개념이 제시된 바 있다(Holzhausen, Kuhlmey, & Martus, 2010). 즉 삶의 전반적인 행복감에 기초하여 각 영역의 중요성을 다면적으로 고찰해야 한다는 것이다. 이를 통해 개인의 삶에 최적화된 지원이나 개입을 확인하는 데 중점을 둔다. 둘째, 사회적 참여를 강조하는 사회적 접근으로서의 삶의 질에 주목해야 한다. 정교한 신체 활동, 적극적인 삶의 양식, 복합적 인지-의사소통 능력이 노인의 삶의 질에 복합적으로 관여하기 때문이다(Paterson & Warburton, 2010; Weuve et al., 2004).

기억력, 주의력 등의 기초적인 인지도 노인의 삶의 질을 좌우한다. 나이가 들수록 기억력에 대한 주관적 호소가 매우 보편화된다. 그럼에도 불구하고 기억력이 삶의 질에 미치는 영향에 대해서는 구체적인 논의가 드물다(Mol et al., 2007). 주로 MCI나 치매와 같은 신경학적 환자군에 국한되거나, 중재를 위한 방법론적 차원에 치우치는 경향이 강하기 때문이다(Olazaran et al., 2010; Woods et al., 2012). 최근에는 노인이 주관적으로 호소하는 기억력장애가 일상의 불편함을 넘어 삶의 질 및 신경학적 질환의 주요 지표로 꼽히고 있다(Gavett et al., 2011). 이에 따라 기억력이 노인의 삶의 질에 미치는 영향을 규명하려는 시도가 증가하고 있다. 실제로 기억력에 대한 주관적 호소가 삶의 만족도를 낮출 뿐 아니라 심리사회적 요인에 부정적으로 작용하는 경우가 많다(Maki et al., 2014; Montejo et al., 2012). 여기에는 개인적 성향, 보존된 능력에 대한 자기 평가, 자기효능감, 우울감 등도 관여한다(Brett et al., 2012; Brown & Roose, 2011). 기억력이 심리 관련 삶의 질과 상관성이 높다는 보고도 있다(이미숙, 2016a).

노인의 주의력과 삶의 질 간의 상관성에 주목한 연구는 드문 편이다(Scholtissen-In de Braek et al., 2011). 그러나 노화에 따른 주의력의 저하가 정신적 및 감정적 측면과 삶의 만족도를 저해한다는 데에는 견해가 일치된다(Gudjonsson et al., 2009; Lewandowski et al., 2008). 이에 근거할 때 주의력은 삶의 질적 차원에서 고려해야 할 영역 중 하나이다. 특히 감정 문제, 활력 등 정신적인 만족도와 주의력 간의 상관성이 높아 일상생활 전반에 미치는 영향이 적지 않다(이미숙, 2016a; Scholtissen-In de Braek et al., 2011). 노인의 주의력에 중점을 둔 중재 프로그램은 이러한 속성을 고려한 예이다(Scholtissen-In de Braek et al., 2011; van Hooren et al., 2007).

표 7-2는 노인의 삶의 질과 인지-의사소통 간의 상관성을 하위 영역별로 살펴본 결과이다.

표 7-2 노인의 삶의 질과 연관된 인지-의사소통 영역

삶의 질	연관된 인지-의사소통 영역
신체적 건강	조직화 능력
	문제해결력
	집행기능
	화용언어
	전반적 인지-의사소통
심리	주의력
	지남력
	기억력
	문제해결력
	집행기능
	화용언어
	전반적 인지-의사소통
사회적 관계	문제해결력
	집행기능
	화용언어
	전반적 인지-의사소통
환경	조직화 능력
	문제해결력
	집행기능
	화용언어
	전반적 인지-의사소통

출처: 이미숙(2016a)

3. 의사소통 관련 삶의 질

'의사소통 관련 삶의 질(quality of communication life)'은 노화와 삶의 질이라는 맥락에서 의미 있게 고려해야 할 영역이다. 이는 크게 세 가지 관점으로 접근한다. 첫째, 전반적 인지, HOC, 신체적 건강, 의사소통, 자기효능감 등을 삶의 질의 영향 요인으로 간주한다(Forte et al., 2015; Kumar, Majumdar, & G, 2014; Paskulin, Vianna, & Molzahn, 2009). 둘째, 노인의 건강 관련 삶의 질(health-related quality of life: HRQOL)에 기초하여 연령, 교육수준, 인지-언어 능력, 만족감, 우울 및 스트레스 등과의 상관성을 살펴본다(Kazazi et al., 2018; Ronzi et al., 2018). 셋째, 노인의 의사소통 능력과 삶의 만족도 간의 상관성에 주목한다(Fowler, Gasiorek, & Giles, 2015; Gasiorek & Barile, 2018).

1) 개념

의사소통은 한 개인이 전반적인 삶에 걸쳐 겪는 다양한 어려움과 적응의 문제를 성공적으로 다루는 데 필요한 핵심 기능이다(Nussbaum, 2007). 고령화 시대에 노년기는 더 이상 잉여적이거나 수동적인 시기가 아니라, 중요한 타자와의 의사소통을 통해 삶의 난제를 적극적으로 해결하고 사회적 및 개인적 과업을 달성하는 역동적인 단계이다. 따라서 노인의 의사소통 능력은 삶의 질을 좌우하는 매우 강력한 변인이다. 지속적인 성장과 사회적 맥락에서 이루어지는 의사소통이 노년기 삶의 질의 핵심이라 해도 과언이 아니다(Cohen, 2001). 이 과정에서 의사소통 관련 삶의 질이 전제되지 않으면 높은 삶의 질을 유지하기가 어렵다(Nussbaum, 2007). 실제로 노인의 의사소통 관련 삶의 질과 전반적 삶의 질 간에는 매우 높은 정적 상관이 있다(이미숙, 2019). Naqvi 등(2013)은 노화로 인해 의사소통 능력이 떨어지면 삶의 질이 전반적으로 낮아진다고 강조하였다.

보편적으로 의사소통 관련 삶의 질은 다양한 의사소통장애로 인해 손상된 기능이 의사소통 상대자와의 상호작용, 일상 또는 사회 생활에의 참여 등 개인의 삶에 미치는 영향을 의미한다(Paul et al., 2004). 이는 실어증, 마비말장애(dysarthria), 인지-의사소통장애 등 후천성 의사소통장애뿐 아니라 노화로 인한 인지-의사소통의 변화, 다양한 발달적 언어장애 등이 삶의 질적 측면에 미치는 개인적 및 심리사회적 영향을 모두 포괄한다(Bose et al., 2009; Burgess & Turkstra,

2010).

미국언어청각협회(American Speech-Language-Hearing Association: ASHA, 2016)는 언어병리학이 자연스러운 환경에서의 의사소통 능력을 극대화함으로써 궁극적으로 개인의 삶의 질을 향상시키는 데 기여하는 학문이라 명시하였다. 이는 의사소통 관련 삶의 질이 학문적 및 임상적 차원에서 매우 중요한 요소임을 반영한다. 그러나 삶의 질을 의사소통장애와 어떻게 연계시킬지에 관한 구체적인 논의는 매우 미흡한 실정이다. 특히 노화로 인한 인지-의사소통의 변화는 주관적인 보고에 근거하는 경우가 많아 삶의 질적인 측면을 파악하기가 쉽지 않다.

노인의 의사소통 관련 삶의 질은 심리적 안녕과 사회적 건강 등 생리적·개인적·사회적 경험이라는 총체적 맥락 내에서 고려해야 한다(Cruice, 2008). 즉 정신 건강, 신체적 기능, 연령, 성별, 대처 기술과 같은 개인적 요인, 그리고 가족 및 관계자의 지원과 의사소통, 사회적 지지, 지역사회 내 의사소통의 접근 등 환경적 요인을 다각적으로 살펴보아야 한다(Baylor, Yorkston, & Eadie, 2005; Hofer & Sliwinski, 2006). 이를 통해 노화로 인한 의사소통 문제에 적극적으로 대처하고 전반적인 삶의 질을 향상시킬 수 있다. 특히 노인의 의사소통 능력은 일상의 다양한 기능에 관여하므로 삶의 질을 좌우하는 주요 요인이 된다(Forte et al., 2015; Lapid et al., 2011; Saraçlı et al., 2015). 예를 들어, 노인의 화용언어는 신체적 건강, 사회적 관계, 환경과 관련된 삶의 질에 크게 기여한다(이미숙, 2016a).

노년기의 만족도는 연령별로 나타나는 의사소통 양상에 따라 다르다(Fowler, Gasiorek, & Giles, 2015). 의사소통이 원활하지 못한 50세 이상의 성인은 삶의 질이 낮다(Kerr et al., 2003). 80세 이상의 초고령층은 다양한 의사소통 양식을 활용하지 못하나 의사소통의 목적은 뚜렷이 나타난다(Sims, Reed, & Carr, 2017). 나이가 들수록 의사소통을 통해 심리적 안녕을 추구하고자 하는 사회적 동기, 그리고 신체적 안녕을 위한 정보적 동기가 확고해지는 경향이 있기 때문이다.

2) 영향 요인

노인의 의사소통 관련 삶의 질에 대한 인구통계학적 변인으로 흔히 교육수준을 꼽는다. 교육수준은 문화적 요인과 함께 인지-의사소통의 변화에 가장 큰 영향을 미치는데, 이는 성인기 이후 노년에 이르기까지 지속된다(Anstey & Low, 2004). 반면 생물학적 요인, 질병, 상해, 유전과 같은 유동적 속성은 나이가 들수록 약화된다. 65세 이상 노인의 의사소통 관련 삶의 질을 살펴본 연구에서도 연령이나 성별에 비해 교육연수가 가장 강력한 변인으로 분석되었다(이미숙, 2019).

삶의 질은 다소 모호한 개념이기 때문에 다양한 방식으로 규정되거나 평가된다. 개인의 구체적인 행동, 객관적 환경, 심리적 안녕 등은 삶의 질에 대한 인식과 상호 연계되는데, 특히 인지 문제가 있는 노인은 영역 간의 상관성이 더 높게 나타난다(Logsdon et al., 2002). 또 삶의 질을 좌우하는 인지-의사소통의 저하는 역동적이면서도 점진적인 양상을 띤다(Arrieta et al., 2018). 특히 HOC는 모니터링과 통제의 역할을 하는 상위인지적 정보 처리 과정이므로, HOC의 효율성이 떨어지면 의사소통 관련 삶의 질도 낮아진다(Forte et al., 2015; Holtzer et al., 2006; Necks & Orzechowski, 2005). 예를 들어, 노인이 구어와 문어를 처리하는 데 겪는 어려움은 인지-의사소통의 처리 속도와 효율성이 저하되기 때문이다(이미숙, 김수련, 2020). 이는 의사소통의 질을 낮춤으로써 궁극적으로 삶의 질에 부정적으로 작용한다.

따라서 의사소통 관련 삶의 질을 높이기 위해서는 HOC를 포함한 여러 영역의 인지-의사소통 능력을 파악하는 것이 중요하다. 최근에는 노인의 일상생활과 직결되는 기능을 의사소통과 연계시킴으로써 질적으로 높은 삶을 도모하는 데 중점을 둔다. 원활한 신체 및 사회 활동, 여가생활에 필요한 인지-의사소통 능력을 분석하거나, 노인의 주요 의사소통 상대자를 파악함으로써 삶의 질적 요인을 기능적으로 연계시키는 것이 대표적인 예이다(Forte et al., 2015; Torke et al., 2018). 주목할 점은, 노화로 인한 삶의 기능적 양상을 인지-의사소통의 변화와 동일한 맥락에서 고려해야 한다는 것이다. 의사소통 관련 삶의 질은 노년의 삶에서 초래되는 인지-의사소통의 변화를 얼마나 역동적이고 적극적으로 다루느냐에 달려있다(Nussbaum, 2007).

자기효능감이나 우울과 같은 심리 및 정서 영역도 노인의 의사소통 관련 삶의 질에 관여한다(표 7-3). 자기효능감은 성취에 필요한 행동을 조직화하는 자신의 능력에 대한 신념을 의미한다(Bandura, 2010). 개인의 정신 건강을 좌우하는 자기효능감은 보편적이거나 추상적인 지시가 아니라 특정 문제를 스스로 극복한 경험을 통해 강화된다(Blazer, 2002). 특히

표 7-3 **노년기 의사소통 관련 삶의 질의 영향 요인**

변인	의사소통 관련 삶의 질
	상관계수
삶의 질	.806**
전반적 인지	.948**
고차원적 인지(HOC)	.841**
자기효능감	.962**
우울	-.948**

** $P < .01$ 　　　　　　　　출처: 이미숙(2019)

노인의 자기효능감은 노화의 한계를 수용함과 동시에 또 다른 잠재력을 인식하도록 자극함으로써 한계를 보완하는 역할을 한다(Bandura, 2010; Blazer, 2002). 반면 노화에 대한 불안감은 의사소통과 자기효능감에 부정적인 영향을 미친다(Fowler, Gasiorek, & Giles, 2015).

삶에 영향을 주는 자신의 능력에 대한 믿음을 반영하는 자기효능감은 노인이 스스로를 돌보는 능력과 직결된다. 이는 노년의 삶에 대한 만족도를 높이는 데 기여한다. 그러므로 노화에 따른 인지-의사소통의 변화를 조정하는 '중재자'로서의 역할은 자기효능감이 갖는 순기능 중 하나이다. 노년기에 자기효능감을 긍정적으로 발휘하려면 인지-의사소통과 사회적 능력, 생산성, 정신 건강 등에 기반한 효율적인 의사소통 기술이 필요하다. 이들을 통합적으로 향상시키는 것은 성공적인 노년의 주요 전제가 된다.

심리 및 정서 측면에서 간과해서는 안 될 요소로 노인의 우울 문제가 있다. 고령화 시대일수록 우울은 개인적 차원을 넘어 사회인지적으로 접근할 필요가 있다. 배우자를 포함한 의미 있는 타자의 사망과 은퇴 등으로 사회적 지지가 약화되면 노인의 상실과 고독은 불가피한 현실이 된다. 여기에 신체적 건강의 위협까지 더해지면 노년기의 정신 건강이 극도로 취약해진다. 의사소통은 이 같은 감정적 및 신체적 상태를 파악하는 데 매우 핵심적이다. 예를 들어, 의사소통이 원활하지 않은 노인은 자신의 다양한 감정 및 신체 변화를 과소평가할 우려가 있다(Chan, Kwan, & Chi, 2015; Herr, 2011).

우울과 인지-의사소통, 의사소통 관련 삶의 질 간의 상관성은 제한된 범위에서 논의된다. 예컨대, 인지나 청력 문제를 보이는 노인에 국한되는 경우가 많다(Arrieta et al., 2018; Scarinci, Worrall, & Hickson, 2008). 최근 들어 노인의 우울을 극복하는 요인으로 긍정적 의지, 적극적이고 적응적인 자기효능감, 높은 삶의 질 등이 강조되고 있다(Laird et al., 2019). 우울의 정도가 심하고 의사소통 능력이 저하된 노인은 정신적 및 신체적 고통에 더 민감할 수 있다. Thomas 등(2013)은 실어증 환자의 의사소통과 우울 간의 상관성을 살펴보았는데, 우울의 정도가 실어증의 중재 효과를 예측하는 주요 변인이었다.

자기효능감과 우울, 전반적 건강 등이 노년기의 광범위한 영역을 좌우할 수 있다(Scult et al., 2015). 이로 인해 자기효능감이나 우울과 같은 심리사회적 및 정서적 측면이 강조된다. 심리사회적 맥락의 상호작용인 의사소통에 주목하는 것도 동일한 맥락이다. 강화된 심리사회적 자원은 삶의 안녕을 추구하는 데 크게 기여하므로, 타인과의 의사소통에 어려움이 있거나 의사소통 의지가 없는 노인에게 적극적으로 심리-정서적 조치를 취하는 것이 중요하다(Chan, Kwan, & Chi, 2015).

이밖에 의사소통 기능이나 의사소통 환경의 문제도 고려할 필요가 있다. 무엇보다 삶에 대한 긍정적인 태도가 사회적 지지와 의사소통 상호작용을 조정하도록 촉진한다. 또 잠재적인 보존 능력과 회복력을 통해 노인의 삶의 질을 높일 수 있다.

　그림 7-1은 의사소통 관련 삶의 질의 주요 영향 요인을 도식화한 것이다.

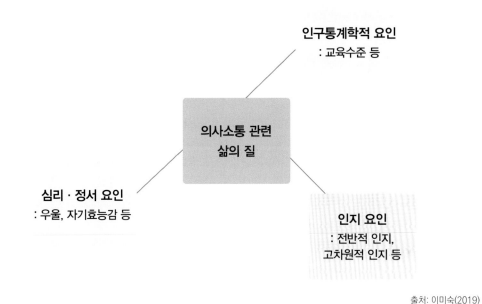

출처: 이미숙(2019)

그림 7-1. **의사소통 관련 삶의 질의 주요 영향 요인**

참고 문헌

김수정, 신지철, 김덕용, 김향희 (2012). 뇌졸중 후 실어증 환자의 삶의 질 척도(SAQOL-39): 한국어판의 타당도 및 신뢰도. 재활복지, 16(4), 245-265.

민성길, 김광일, 박일호 (2002). 한국판 세계보건기구 삶의 질 척도 지침서. 서울: 하나의학사.

이미숙 (2015). 노년층의 인지-화용언어 능력에 관한 종단 연구: 영향 요인들을 중심으로. 한국노년학, 35(3), 797-811.

이미숙 (2016a). 일반 노인의 인지-언어 능력과 삶의 질 간 상관성. 특수교육재활과학연구, 55(4), 143-161.

이미숙 (2016b). 정상 노년층에 대한 인지-언어적 중재 프로그램: 체계적 고찰 및 메타분석. 한국노년학, 36(1), 79-101.

이미숙 (2019). 노인의 의사소통 관련 삶의 질에 대한 영향 요인: 삶의 질, 인지, 심리·정서적 요인과의 상관성을 중심으로. Audiology and Speech Research, 15(3), 232-240.

이미숙, 김수련 역 (2020). 의사소통장애: 정보 처리 접근. Peach, R. K. 외 공저. 서울: 학지사.

American Speech-Language-Hearing Association (2016). Scope of practice in speech-language pathology. http://www.asha.org/policy/.

Anstey, K. J. & Low, L. F. (2004). Normal cognitive changes in aging. Australian Family Physician, 33(10), 783-787.

Arrieta, H., Rezola-Pardo, C., Echeverria, I., Iturburu, M., Gil, S. M., Yanguas, J. J., …, & Rodriguez-Larrad, A. (2018). Physical activity and fitness are associated with verbal memory, quality of life and depression among nursing home residents: Preliminary data of a randomized controlled trial. BMC Geriatrics, 18(article 80), 1-13.

Bandura, A. (2010). Self-efficacy. In I. B. Weiner & W. E. Craighead (4th ed.). The Corsini encyclopedia of psychology. Hoboken, NJ: John Wiley and Sons.

Baylor, C. R., Yorkston, K. M., & Eadie, T. L. (2005). The consequences of spasmodic dysphonia on communication-related quality of life: A qualitative study of the insider's experiences. Journal of Communication Disorders, 38(5), 395-419.

Blazer, D. G. (2002). Self-efficacy and depression in late life: A primary prevention proposal. Aging and Mental Health, 6(4), 315-324.

Bose, A., McHugh, T,. Schollenberger., H., & Buchanan, L. (2009). Measuring quality of life in aphasia: Results from two scales. Aphasiology, 23(7-8), 797-808.

Brett, C. E., Gow, A., Corley, J., Pattie, A., Starr, J. M., & Deary, I. J. (2012). Psychosocial factors and health as determinants of quality of life in community-dwelling older adults. Quality of Life Research, 21(3), 505-516.

Brown, P. J., & Roose, S. P. (2011). Age and anxiety and depressive symptoms: The effect on domains of quality of life. International Journal of Geriatric Psychiatry, 26(12), 1260-1266.

Burgess, S., & Turkstra, L. S. (2010). Quality of communication life in adolescents with high-functioning autism and Asperger syndrome: A feasibility study. Language, Speech, and Hearing Services in Schools, 41(4), 474-487.

Busch, R. M., Booth, J. E., McBride, A., Vanderploeg, R. D., Curtiss, G., & Duchnick, J. J. (2005). Role of executive functioning in verbal and visual memory. Neuropsychology, 19(2), 171-180.

Chan, W. C., Kwan, C. W., & Chi, I. (2015). Moderating effect of communication difficulty on the relationship between depression and pain: A study on community-dwelling older adults in Hong Kong. Aging and Mental Health, 19(9), 829-834.

Channon, S., & Watts, M. (2003). Pragmatic language interpretation after closed head injury: Relationship to executive functioning. Cognitive Neuropsychiatry, 8(4), 243-260.

Cohen, G. D. (2001). The creative age: Awakening human potential in the second half of life. New York: Quill.

Cruice, M. (2008). The contribution and impact of the international classification of functioning, disability and health on quality of life in communication disorders. International Journal of Speech-Language Pathology, 10(1-2), 38-49.

Davis, G. A. (2007). Aphasiology: Disorders and clinical practice (2nd ed.). Boston, Massachusetts: Allyn and Bacon.

Depaola, S. J., Griffin, M. J. Young, R., & Neimeyer, R. A. (2003). Death anxiety and attitudes towardthe elderly among older adults: The Role of gender and ethnicity. Death Studies, 27(4), 335-354.

Douglas, J., Bracy, C., & Snow, P. (2007). Exploring the factor structure of the La Trobe Communication Questionnaire: Insights into the nature of communication deficits following traumatic brain injury. Aphasiology, 21(12), 1181-1194.

Eggenberger, P., Schumacher, V., Angst, M., Theill, N., & de Bruin, E. D. (2015). Does multicomponent physical exercise with simultaneous cognitive training boost cognitive performance in older adults? A 6-month randomized controlled trial with a 1-year follow-up. Clinical Interventions in Aging, 10, 1335-1349.

Ewing-Cobbs, L., Prasad, M. R., Landry, S. H., Kramer, L., & DeLeon, R. (2004). Executive functions following traumatic brain injury in young children: A preliminary analysis. Developmental Neuropsychology, 26(1), 487-512.

Fagerstrom, C., & Borglin, G. (2010). Mobility, functional ability and health-related quality of life among people of 60 years and over. Aging Clinical and Experimental Research, 22(5-6), 387-394.

Forte, R., Boreham, C. A., De Vito, G., & Pesce, C. (2015). Health and quality of life perception in older adults: The joint role of cognitive efficiency and functional mobility. International Journal of Environmental Research and Public Health. 12(9), 11328-11344.

Fowler, C., Gasiorek, J., & Giles, H. (2015). The role of communication in aging well: Introducing the communicative ecology model of successful aging. Communication Monographs, 82(4), 431-457.

Gasiorek, J., & Barile, J. P. (2018). Associations between profiles of communication about aging and quality of life for middle-aged and older American adults. International Journal of Aging and Human Development, 87(2), 141-155.

Gavett, R. A., Dunn, J. E., Stoddard, A., Harty, B., & Weintraub, S. (2011). The cognitive change in women study (CCW): Informant ratings of cognitive change but not self ratings are associated with neuropsychological performance over three years. Alzheimer Disease and Associated Disorders, 25(4), 305-311.

Gudjonsson, G. H., Sigurdsson, J. F., Eyjolfsdottir, G. A., Smari, J., & Young, S. (2009). The relationship between satisfaction with life, ADHD symptoms, and associated problems among university students. Journal of Attention Disorders, 12(6), 507-515.

Herr, K. (2011). Pain assessment strategies in older patients. Journal of Pain, 12(3), S3-S13.

Hill, R. D., Mansour, E., Valentijn, S., Jolles, J., & van Boxtel, M. (2010). The SF-36 as a precursory measure of adaptive functioning in normal aging: The Maastricht aging study. Aging Clinical and Experimental Research, 22(5-6), 433-439.

Hofer, S. M., & Sliwinski, M. J. (2006). Design and analysis of longitudinal studies on aging. In J. E. Birren & K. W. Schaie (Eds.), Handbook of the psychology of aging (6th ed.) (pp. 17-37), Amsterdam: Academic Press.

Holtzer, R., Verghese, J., Xue, X., & Lipton, R. B. (2006). Cognitive processes related to gait velocity: Results from the Einstein aging study. Neuropsychology, 20(2), 215-223.

Holzhausen, M., Kuhlmey, A., & Martus, P. (2010). Individualized measurement of quality of life in older adults: Development and pilot testing of a new tool. European Journal of Ageing, 7, 201-211.

Kazazi, L., Foroughan, M., Nejati, V., & Shati, M. (2018). Association between age associated cognitive decline and health related quality of life among Iranian older individuals. Electronic Physician, 10(4), 6663-6671.

Kerr, J., Engel, J., Schlesinger-Raab, A., Sauer, H., & Hölzel, D. (2003). Communication, quality of life and age: Results of a 5-year prospective study in breast cancer patients. Annals of Oncology, 14(3), 421-427.

Király, E., & Gondos, T. (2014). The effect of functional movement ability on the quality of life after total hip replacement. Journal of Clinical Nursing, 23(1-2), 124-131.

Kumar, S. G., Majumdar, A., & G, P. (2014). Quality of life (QOL) and its associated factors using WHOQOL-BREF among elderly in Urban Puducherry, India. Journal of Clinical and Diagnostic Research, 8(1), 54-57.

Laird, K. T., Lavretsky, H., Paholpak, P., Vlasova, R. M., Roman, M., St Cyr, N., & Siddarth, P. (2019). Clinical correlates of resilience factors in geriatric depression. International Psychogeriatrics, 31(2), 193–202.

Langlois, F., Vu, T. T., Kergoat, M. J., Chassé, K., Dupuis, G., Bherer, L., & Enkvist, Å. (2012). The multiple dimensions of frailty: Physical capacity, cognition, and quality of life. International Psychogeriatrics, 24(9), 1429-1436.

Lapid, M. I., Rummans, T. A., Boeve, B. F., McCormick, J. K., Pankratz, V. S., Cha, R. H., …, & Petersen, R. C. (2011). What is the quality of life in the oldest old? International Psychogeriatrics, 23(6), 1003-1010.

Lee, M. S., & Kim, H. (2016). Development and application of cognitive-pragmatic language ability assessment protocol for traumatic brain injury. Applied Neuropsychology: Adult, 23(6), 436-448.

Lewandowski, L. J., Lovett, B. J., Codding, R. S., & Gordon, M. (2008). Symptoms of ADHD and academic concerns in college students with and without ADHD diagnoses. Journal of Attention Disorders, 12(2), 156-161.

Logsdon, R. G., Gibbons, L. E., McCurry, S. M., & Teri, L. (2002). Assessing quality of life in older adults with cognitive impairment. Psychosomatic Medicine, 64(3), 510-519.

Maki, Y., Yamaguchi, T., Yamagami, T., Murai, T., Hachisuka, K., Miyamae, F., …, & Yamaguchi, H. (2014). The impact of subjective memory complaints on quality of life in community-dwelling older adults. Psychogeriatrics, 14(3), 175-181.

Matta Mello Portugal, E., Cevada, T., Sobral Monteiro-Junior, R., Teixeira Guimarães, T., da Cruz Rubini, E., Lattari, E., & Camaz Deslandes, A. (2013). Neuroscience of exercise: From neurobiology mechanisms to mental health. Neuropsychobiology, 68(1), 1-14.

Missotten, P., Squelard, G., Ylieff, M., Di Notte, D., Paquay, L., De Lepeleire, J., & Fontaine, O. (2008). Quality of life in older Belgian people: Comparison between people with dementia, mild cognitive impairment, and controls. International Journal of Geriatric Psychiatry, 23(11), 1103-1109.

Mol, M., Carpay, M., Ramakers, I., Rozendaal, N., Verhey, F., & Jolles, J. (2007). The effect of perceived forgetfulness on quality of life in older adults; A qualitative review. International Journal of Geriatric Psychiatry, 22(5), 393-400.

Montejo, P., Montenegro, M., Fernández, M. A., & Maestú, F. (2012). Memory complaints in the elderly: Quality of life and daily living activities. A population based study. Archives of Gerontology and Geriatrics, 54(2), 298-304.

Naqvi, R., Liberman, D., Rosenberg, J., Alston, J., & Straus, S. (2013). Preventing cognitive decline in healthy older adults. Canadian Medical Association Journal, 185(10), 881-885.

Necks, E., & Orzechowski, J. (2005). Higher-order cognition and intelligence. In R. J. Sternberg & J. E. Pretz (Eds.), Cognition and intelligence: Identifying the mechanisms of the mind. Cambridge: Cambridge University Press.

Nussbaum, J. F. (2007). Life span communication and quality of life. Journal of Communication, 57(1), 1-7.

Olazaran, J., Reisberg, B., Clare, L., Cruz, I., Peña-Casanova, J., Del Ser, T., …, & Muñiz, R. (2010). Nonpharmacological therapies in Alzheimer's disease: A systematic review of efficacy. Dementia and Geriatric Cognitive Disorders, 30(2), 161-178.

Paskulin, L., Vianna, L., & Molzahn, A. E. (2009). Factors associated with quality of life of Brazilian older adults. International Nursing Review, 56(1), 109-115.

Paterson, D. H., & Warburton, D. E. R. (2010). Physical activity and functional limitations in older adults: A systematic review related to Canada's physical activity guidelines. The International Journal of Behavioral Nutrition and Physical Activity, 7(38), 1-22.

Paul, D., Frattali, C. M., Holland, M. L., Thompson, C. K., Caperton, C. J., & Slater, S. C. (2004). Quality of Communication Life Scale. Rockville, MD: American Speech-Language-Hearing Association.

Perkins, M. R. (2005). Pragmatic ability and disability as emergent phenomena. Clinical Linguistics and Phonetics, 19(5), 367-377.

Ready, R. E., Ott, B. R., & Grace, J. (2004). Patient versus informant perspectives of quality of life in mild cognitive impairment and Alzheimer's disease. International Journal of Geriatric Psychiatry, 19(3), 256-265.

Robinson, P. G., Carr, A. j., & Higginson, I. J. (2003). How to choose a quality of life measure. In A. J. Carr, I. J. Higginson, & P. G. Robinson (pp. 88-100). Quality of life. London: BMJ Books.

Ronzi, S., Orton, L., Pope, D., Valtorta, N. K., & Bruce, N. G. (2018). What is the impact on health and wellbeing of interventions that foster respect and social inclusion in community-residing older adults? A systematic review of quantitative and qualitative studies. Systematic Reviews, 7(26), 1-22.

Saraçlı, Ö., Akca, A. S., Atasoy, N., Önder, Ö., Şenormancı, Ö., Kaygısız, İ., & Atik, L. (2015). The relationship between quality of life and cognitive functions, anxiety and depression among hospitalized elderly patients. Clinical Psychopharmacology and Neuroscience, 13(2), 194-200.

Scarinci, N., Worrall, L., & Hickson, L. (2008). The effect of hearing impairment in older people on the spouse. International Journal of Audiology, 47(3), 141-151.

Scholtissen-In de Braek, D. M., Hurks, P. P., van Boxtel, M. P., Dijkstra, J. B., & Jolles, J. (2011). The identification of attention complaints in the general population and their effect on quality of life. Journal of Attention Disorders, 15(1), 46-55.

Scult, M., Haime, V., Jacquart, J., Takahashi, J., Moscowitz, B., Webster, A., …, & Mehta, D. H. (2015). A healthy aging program for older adults: Effects on self efficacy and morale. Advances in Mind-Body Medicine, 29(1), 26-33.

Simmons-Mackie, N. (2001). Social approaches to aphasia intervention (4th ed.). In R. Chapey (Ed.), Language intervention strategies in aphasia and related neurogenic communication disorders. Philadelphia, PA: Lippincott Williams and Wilkins, 246-268.

Sims, T., Reed, A. E., & Carr, D. C. (2017). Information and communication technology use is related to higher well-being among the oldest-old. Journals of Gerontology, Series B: Psychological Sciences and Social Sciences, 72(5), 761-770.

The WHOQOL Group (1993). Study protocol for the World Health Organization project to develop a quality of life assessment instrument (WHOQOL). Quality of Life Research, 2(2), 153-159.

Thomas, S. A., Walker, M. F., Macniven, J. A., Haworth, H., & Lincoln, N. B. (2013). Communication and Low Mood (CALM): A randomized controlled trial of behavioural therapy for stroke patients with aphasia. Clinical Rehabilitation, 27(5), 398-408.

Torke, A. M., Callahan, C. M., Sachs, G. A., Wocial, L. D., Helft, P. R., Monahan, P. O., …, & Inger, L. (2018). Communication quality predicts psychological well-being and satisfaction in family surrogates of hospitalized older adults: An observational study. Journal of General Internal Medicine, 33(3), 298–304.

Uchida, S., & Kawashima, R. (2008). Reading and solving arithmetic problems improves cognitive functions of normal aged people: A randomized controlled study. Age (Dordrecht, Netherlands), 30(1), 21-29.

van Hooren, S. A., Valentijn, S. A., Bosma, H., Ponds, R. W., van Boxtel, M. P., Levine, B., …, & Jolles, J. (2007). Effect of a structured course involving goal management training in older adults: A randomised controlled trial. Patient Education and Counseling, 65(2), 205-213.

Weuve, J., Kang, J. H., Manson, J. E., Breteler, M. M., Ware, J. H., & Grodstein, F. (2004). Physical activity, including walking, and cognitive function in older women. JAMA, 292(12), 1454-1461.

Wollesen, B., & Voeleker-Rehage, C. (2014). Training effects on motor-cognitive dual-task performance in older adults. European Review of Aging and Physical Activity, 11, 5-24.

Woods, B., Aguirre, E., Spector, A. E., & Orrell, M. (2012). Cognitive stimulation to improve cognitive functioning in people with dementia. The Cochrane Database of Systematic Reviews, 15(2), 1-70.